U0324789

现代护理理论与护理实践

■ 主编 梁 艳 李 聪 曹金珠 陈 晨

上海交通大学出版社
SHANGHAI JIAO TONG UNIVERSITY PRESS

内容提要

本书对基础护理技术、医院管理和临床各科室护理进行阐述，重点讲解了呼吸内科护理、普外科护理、骨科护理、妇产科护理等内容，包含疾病的病因、临床表现、辅助检查、治疗原则、护理评估、护理措施及健康指导。本书适合医院各级护士与医学院在校学生阅读使用。

图书在版编目（CIP）数据

现代护理理论与护理实践 / 梁艳等主编. --上海 ：上海交通大学出版社，2023.12

ISBN 978-7-313-28930-8

Ⅰ. ①现… Ⅱ. ①梁… Ⅲ. ①护理学 Ⅳ. ①R47

中国国家版本馆CIP数据核字（2023）第115450号

现代护理理论与护理实践

XIANDAI HULI LILUN YU HULI SHIJIAN

主　　编：梁　艳　李　聪　曹金珠　陈　晨

出版发行：上海交通大学出版社　　地　　址：上海市番禺路951号

邮政编码：200030　　电　　话：021-64071208

印　　制：广东虎彩云印刷有限公司

开　　本：710mm × 1000mm 1/16　　经　　销：全国新华书店

字　　数：221千字　　印　　张：12.75

版　　次：2023年12月第1版　　插　　页：2

书　　号：ISBN 978-7-313-28930-8　　印　　次：2023年12月第1次印刷

定　　价：198.00元

BIANWEIHUI 编委会

主　编

梁　艳（中南大学湘雅三医院）

李　聪（山东省济南市第四人民医院）

曹金珠（山东省临清市人民医院）

陈　晨（山东省滕州市工人医院）

副主编

张玖焕（山东省莘县中心医院）

李　烨（中国人民解放军陆军第八十集团军医院）

秦丽娟（湖北省襄阳市中心医院）

周　会（河北省儿童医院）

Foreword 前言

随着医学模式的转变与护理学的迅速发展，护理已由过去单纯的疾病护理转变为以人为中心、以护理程序为框架的责任制整体护理。现代医学发展，生物医学模式已转变为生物-心理-社会医学模式，随之而来的护理模式也发生了改变，新的护理模式要求护理工作者对患者实施全身心护理，而不再是过去以打针、吃药、输液为主的技能性的护理工作模式。作为一名合格的护理工作者，不仅要有扎实的理论基础，还要不断学习新的知识，熟练掌握护理操作技能，了解护理学的新进展。但是目前，市场上尚缺乏具有护理学专业特点、符合临床护理工作需求、针对性强的护理学书籍。鉴于此，我们组织了一批临床护理实践经验丰富的专家，编写了《现代护理理论与护理实践》一书。在编写过程中，编者们广泛参阅了国内外有关教材和专著，并结合中国国情及其自身的临床实践经验，在内容选择及编写上特别注重体现“以人为本”的护理理念，不仅强调基础理论、基本知识和基本技能的重要性，也反映了护理学的新进展、新技术，具有实用性、先进性、广泛性和系统性，是护理人员系统学习和实践护理技能的必备参考书。

本书系统总结了近年来护理领域发展的最新成果。内容首先介绍了基础护理技术和护理管理，为疾病护理及专科护理打下了基础。然后对呼吸内科、普外科、骨科、妇产科常见疾病的护理要点进行了详细阐述，并重点讲解了疾病的临床表现、诊断、护理评估、护理计划、具体护理措施等与护理紧密相关的知识。本书以贴近临床为重点，将护理理论融入护理实践，用简单、明了的阐述方式使内容通俗易懂，反映了护理临床和护理研究的最新成果。本书内容力求精练、实用、重点突出，注重培养护理人员科学的护理思维、工作方法及综合应用学科知识正确处理疾病的能力，是一本不可多得的护理学参考书，希望本书能为广大护理人员提供参考。

由于护理学涉及内容繁多，加之本书编写时间仓促，书中可能存在疏漏甚或谬误之处，恳请广大读者见谅，并望批评指正，以便再版时修正。

《现代护理理论与护理实践》编委会

2022 年 12 月

Contents
目录

第一章 基础护理技术

第一节 铺 床 法

病床是病室的主要设备，是患者睡眠与休息的必需用具。患者，尤其是卧床患者与病床朝夕相伴，因此，床铺的清洁、平整和舒适，可使患者心情舒畅，增强治愈疾病的自信心，并可预防并发症的发生。

铺床总的要求为舒适、平整、安全、实用、节时、节力。常用的病床如下。①钢丝床：有的可通过支起床头、床尾（二截或三截摇床）而调节体位，有的床脚下装有小轮，便于移动。②木板床为骨科患者所用。③电动控制多功能床：患者可自己控制升降或改变体位。

病床及被服类规格要求如下。①一般病床：高 60 cm，长 200 cm，宽 90 cm。②床垫：长、宽与床规格同，厚 9 cm。床垫以棕丝制作垫芯为好，也可用橡胶泡沫。塑料泡沫作垫芯，垫面选帆布制作。③床褥：长、宽同床垫，一般以棉花作褥芯，棉布作褥面。④棉胎：长 210 cm，宽 160 cm。⑤大单：长 250 cm，宽 180 cm。⑥被套：长 230 cm，宽 170 cm，尾端开口缝四对带。⑦枕芯：长 60 cm，宽 40 cm，内装木棉或高弹棉、锦纶丝绵，以棉布作枕面。⑧枕套：长 65 cm，宽 45 cm。⑨橡胶单：长 85 cm，宽 65 cm，两端各加白布 40 cm。⑩中单：长 85 cm，宽 170 cm。以上各类被服均以棉布制作。

一、备用床

(一)目的

铺备用床为准备接收新患者和保持病室整洁美观。

(二)用物准备

床、床垫、床褥、枕芯、棉胎或毛毯、大单、被套或衬单及罩单、枕套。

(三)操作方法

1.被套法

(1)将上述物品置于护理车上,推至床前。

(2)移开床旁桌,距床 20 cm,并移开床旁椅置床尾正中,距床 15 cm。

(3)将用物按铺床操作的顺序放于椅上。

(4)翻床垫:自床尾翻向床头或反之,上缘紧靠床头。床褥铺于床垫上。

(5)铺大单:取折叠好的大单放于床褥上,使中线与床的中线对齐,并展开拉平,先铺床头后铺床尾。①铺床头:一手托起床头的床垫,一手伸过床的中线将大单塞于床垫下,将大单边缘向上提起呈等边三角形,下半三角平整塞于床垫下,再将上半三角翻下塞于床垫下。②铺床尾:至床尾拉紧大单,一手托起床垫,一手握住大单,同法铺好床角。③铺中段:沿床沿边拉紧大单中部边沿,然后双手掌心向上,将大单塞于床垫下。④至对侧:法同铺大单。

(6)套被套:①S形式套被套法(图 1-1),被套正面向外使被套中线与床中线对齐,平铺于床上,开口端的被套上层向上倒转约 1/3。棉胎或毛毯竖向三折,再按 S 形横向三折。将折好的棉胎置于被套开口处,底边与被套开口边平齐。拉棉胎上边至被套封口处,并将竖折的棉胎两边展开与被套平齐(先近侧后对侧)。盖被上缘距床头 15 cm,至床尾逐层拉平盖被,系好带子。边缘向内折叠与床沿平齐,尾端掖于床垫下。同上法将另一侧盖被理好。②卷筒式套被套法(图 1-2):被套正面向内平铺于床上,开口端向床尾,棉胎或毛毯平铺在被套上,上缘与被套封口边齐,将棉胎与被套上层一并由床尾卷至床头(也可由床头卷向床尾),自开口处翻转,拉平各层,系带,余同 S 形式。

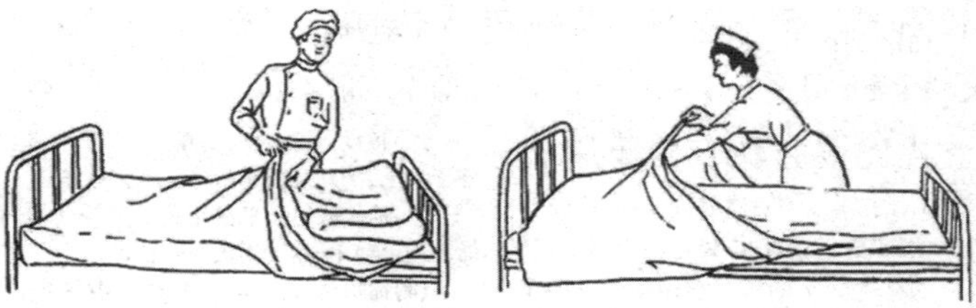

图 1-1 S形式套被套法

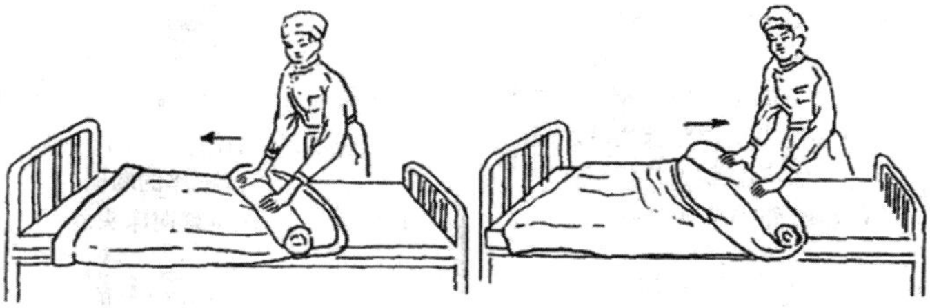

图 1-2　卷筒式套被套法

(7)套枕套：于椅上套枕套，使四角充实，系带子，平放于床头，开口背门。

(8)移回桌椅，检查床单，保持整洁。

2.被单法

(1)移开床旁桌、椅，翻转床垫、铺大单，同被套法。

(2)将反折的大单(衬单)铺于床上，上端反折 10 cm，与床头齐，按铺大单法铺好床尾。

(3)棉胎或毛毯平铺于衬单上，上端距床头 15 cm，将床头衬单反折于棉胎或毛毯上，床尾同大单铺法。

(4)铺罩单：正面向上对准床中线，上端与床头齐，床尾处则折成斜 45°，沿床边垂下。转至对侧，先后将衬单、棉胎及罩单同上法铺好。

(5)余同被套法。

(四)注意事项

(1)铺床前先了解病室情况，若患者进餐或做无菌治疗时暂不铺床。

(2)铺床前要检查床的各部分有无损坏，若有则修理后再用。

(3)操作中要使身体靠近床边，上身保持直立，两腿前后分开稍屈膝以扩大支持面，增加身体稳定性，既省力又能适应不同方向操作。同时手和臂的动作要协调配合，尽量用连续动作，以节省体力消耗，并缩短铺床时间。

(4)铺床后应整理床单及周围环境，以保持病室整齐。

二、暂空床

(一)目的

铺暂空床供新入院的患者或暂离床活动的患者使用，保持病室整洁美观。

(二)用物准备

同备用床，必要时备橡胶中单、中单。

(三)操作方法

(1)将备用床的盖被四折叠于床尾。若被单式,在床头将罩单向下包过棉胎上端,再翻上衬单作 25 cm 的反折,包在棉胎及罩单外面,然后将罩单、棉胎、衬单一并四折,叠于床尾。

(2)根据病情需要铺橡胶中单。中单上缘距床头 50 cm,中线与床中线对齐,床沿的下垂部分一并塞床垫下,对侧同上法铺好。

三、麻醉床

(一)目的

(1)铺麻醉床便于接受和护理手术后患者。

(2)使患者安全、舒适和预防并发症。

(3)防止被褥被污染,并便于更换。

(二)用物准备

1.被服类

同备用床,另加橡胶中单、中单两条。弯盘、纱布数块、血压计、听诊器、护理记录单、笔。根据手术情况备麻醉护理盘或急救车上备麻醉护理用物。

2.麻醉护理盘用物

治疗巾内置张口器、压舌板、舌钳、牙垫、通气导管、治疗碗、镊子、输氧导管、吸痰导管、纱布数块,治疗巾外放电筒、胶布等。必要时备输液架,吸痰器、氧气筒、胃肠减压器等。天冷时无空调设备应备热水袋及布套各 2 只、毯子。

(三)操作方法

(1)拆去原有枕套、被套、大单等。

(2)按使用顺序备齐用物至床边,放于床尾。

(3)移开床旁桌椅等同备用床。

(4)同暂空床铺好一侧大单、中段橡胶中单、中单及上段橡胶中单、中单,上段中单与床头齐。转至对侧,按上法铺大单、橡胶中单、中单。

(5)铺盖被:①被套式,盖被头端两侧同备用床,尾端系带后向内或向上折叠与床尾齐,将向门口一侧的盖被三折叠于对侧床边。②被单式,头端铺法同暂空床,下端向上反折和床尾齐,两侧边缘向上反折同床沿齐,然后将盖被折叠于一侧床边。

(6)套枕套后将枕头横立于床头,以防患者躁动时头部碰撞床栏而受伤(图 1-3)。

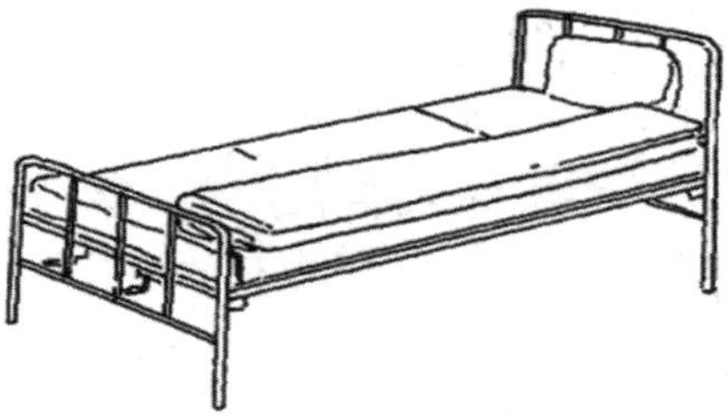

图 1-3 麻醉床

(7)移回床旁桌,椅子放于接受患者对侧床尾。

(8)麻醉护理盘置于床旁桌上,其他用物放于妥善处。

(四)注意事项

(1)铺麻醉床时,必须更换各类清洁被服。

(2)床头一块橡胶中单、中单可根据病情和手术部位的需要铺于床头或床尾。若下肢手术者将单铺于床尾,头胸部手术者铺于床头;全麻手术者为防止呕吐物污染床单则铺于床头;而一般手术者,可只铺床中部中单即可。

(3)患者的盖被根据医院条件增减。冬季必要时可置热水袋两只加布套,分别放于床中部及床尾的盖被内。

(4)输液架、胃肠减压器等物放于妥善处。

四、卧有患者床

(一)扫床法

1.目的

(1)使病床平整无皱褶,患者睡卧舒适,保持病室整洁美观。

(2)随扫床操作协助患者变换卧位,又可预防压疮及坠积性肺炎。

2.用物准备

护理车上置浸有消毒液的半湿扫床巾的盆,扫床巾每床一块。

3.操作方法

(1)备齐用物,推护理车至患者床旁,向患者解释,以取得合作。

(2)移开床旁桌椅,半卧位患者,若病情许可,暂将床头、床尾支架放平,以便操作。若床垫已下滑,须上移与床头齐。

(3)松开床尾盖被,助患者翻身侧卧背向护士,枕头随患者翻身移向对侧。松开近侧各层被单,取扫床巾分别扫净中单、橡胶中单后搭在患者身上。然后自床头至床尾扫净大单上碎屑，注意枕下及患者身下部分各层应彻底扫净，最后将各单逐层拉平铺好。

(4)助患者翻身侧卧于扫净一侧，枕头也随之移向近侧。转至对侧，以上法逐层扫净拉平铺好。

(5)助患者平卧，整理盖被，将棉胎与被套拉平，掖成被筒，为患者盖好。

(6)取出枕头，揉松，放于患者头下，支起床上支架。

(7)移回床旁桌椅，整理床单位，保持病室整洁美观，向患者致谢意。

(8)清理用物，归回原处。

(二)更换床单法

1.目的

(1)使病床平整无皱褶，患者睡卧舒适，保持病室整洁美观。

(2)随扫床操作协助患者变换卧位，又可预防压疮及坠积性肺炎。

2.用物准备

清洁的大单、中单、被套、枕套，需要时备患者衣裤。护理车上置浸有消毒液的半湿扫床巾的盆，扫床巾每床一块。

3.操作方法

(1)卧床不起，病情允许翻身者的操作方法(图 1-4)。①备齐用物推护理车至患者床旁，向患者解释，以取得合作。移开床旁桌椅，半卧位患者若病情许可，暂将床头、床尾支架放平，以便操作。若床垫已下滑，须上移与床头齐。清洁的被服按更换顺序放于床尾椅上。②松开床尾盖被，助患者侧卧，背向护士，枕头随之移向对侧。③松开近侧各单，将中单卷入患者身下，用扫床巾扫净橡胶中单上的碎屑，搭在患者身上再将大单卷入患者身下，扫净床上碎屑。④取清洁大单，使中线与床中线对齐。将对侧半幅卷紧塞于患者身近侧，半幅自床头、床尾、中部先后展平拉紧铺好，放下橡胶中单，铺上中单(另一半卷紧塞于患者身下)，两层一并塞入床垫下铺平。移枕头并助患者翻身面向护士。转至对侧，松开各单，将中单卷至床尾大单上，扫净橡胶中单上的碎屑后搭于患者身上，然后将污大单从床头卷至床尾与污中单一并丢入护理车污衣袋或护理车下层。⑤扫净床上碎屑，依次将清洁大单、橡胶中单、中单逐层拉平，同上法铺好后助患者平卧。⑥解开污被套尾端带子，取出棉胎盖在污被套上，并展平。将清洁被套铺于棉胎上(反面在外)，两手伸入清洁被套内，抓住棉胎上端两角，翻转清洁被套，整理床头棉被，一手抓棉被下端，一手将清洁被套往下拉平，同时顺手将污棉套撤出放入护理车污衣袋或护理车下层。棉被上端可压在枕下或请患者抓住，然后至床尾逐层拉平后系好带子，掖成被筒为患者盖好。⑦一手托起头颈部，一手迅速取出枕头，更换枕套，助患者枕好枕头。⑧清理用物，归回原处。

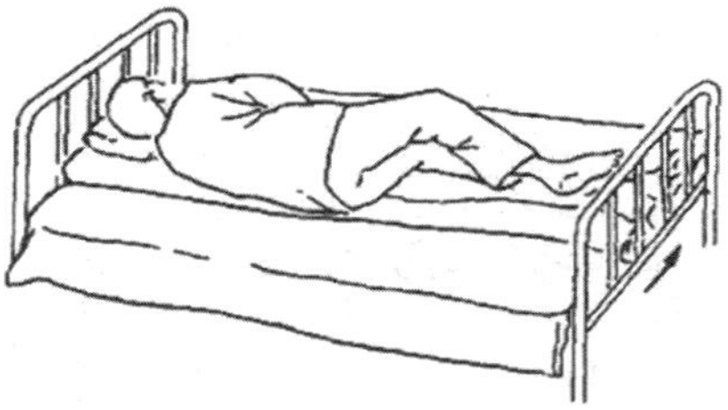

图 1-4　卧有允许翻身患者床换单法

(2)病情不允许翻身的侧卧患者的操作方法(图 1-5)。①备齐用物推护理车至患者床旁，向患者解释，以取得合作。移开床旁桌椅，半卧位患者若病情许可，暂将床头、床尾支架放平，以便操作。若床垫已下滑，需上移与床头齐。清洁的被服按更换顺序放于床尾椅上。②两人操作。一人一手托起患者头颈部，另一人一手迅速取出枕头，放于床尾椅上。松开床尾盖被，大单、中单及橡胶中单，从床头将大单横卷成筒式至肩部。③将清洁大单横卷成筒式铺于床头，大单中线与床中线对齐，铺好床头大单。一人抬起患者上半身(骨科患者可利用牵引架上拉手，自己抬起身躯)，将污大单、橡胶中单、中单一起从床头卷至患者臀下，同时另一人将清洁大单也随着污单拉至臀部。④放下上半身，一人托起臀部，一人迅速撤出污单，同时将清洁大单拉至床尾，橡胶中单放在床尾椅背上，污单丢入护理车污衣袋或护理车下层，展平大单铺好。⑤一人套枕套为患者枕好。一人备橡胶中单、中单，并先铺好一侧，余半幅塞患者身下至对侧，另一人展平铺好。⑥更换被套、枕套同方法(1)，两人合作更换。

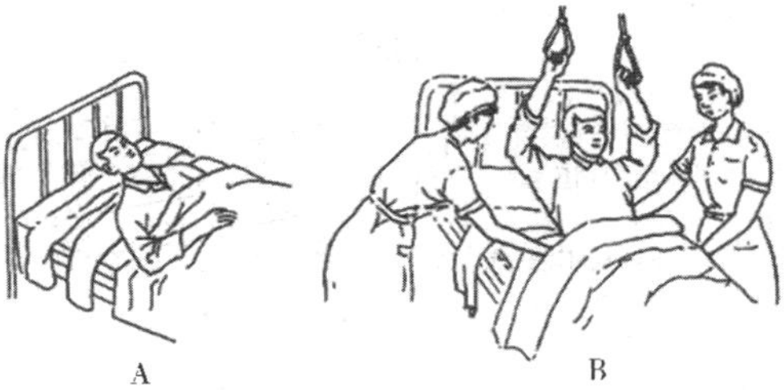

A　　B

图 1-5　卧有不允许翻身患者床换单法

(3)盖被为被单式更换衬单和罩单的方法：①将床头污衬单反折部分翻至被下，取下污罩单丢入污衣袋或护理车下层。②铺大单(衬单)于棉胎上，反面向上，上端反折 10 cm，与床头齐。③将棉胎在衬单下由床尾退出，铺于衬单上，上端距床头 15 cm。④铺罩单，正面向上，对准中线，上端和床头齐。⑤在床头将罩单向下包过棉胎上端，再翻上衬单作 25 cm 的反折，包在棉胎和罩单的外面。⑥盖被上缘压于枕下或请患者抓住，在床尾撤出衬单，并逐层拉平铺好床尾，注意松紧，以防压迫足趾。

4.注意事项

(1)更换床单或扫床前，应先评估患者及病室环境是否适宜操作。需要时应关闭门窗。

(2)更换床单时注意保暖，动作敏捷，勿过多翻动和暴露患者，以免患者过劳和受凉。

(3)操作时要随时注意观察病情。

(4)患者若有输液管或引流管，更换床单时可从无管一侧开始，操作较为方便。

(5)撤下的污单切勿丢在地上或他人床上。

第二节　休息与睡眠护理

休息与睡眠是人类最基本的生理需要。良好的休息和睡眠同充分的营养和适度的运动一样，对保持和促进健康起着重要作用。作为护士，必须了解睡眠的分期、影响睡眠的因素及患者的睡眠习惯，切实解决患者的睡眠问题，帮助患者达到可能的最佳睡眠状态。

一、休息

休息是指在一段时间内，通过相对地减少机体活动，使身心放松，处于一种没有紧张和焦虑的松弛状态。休息包括身体和心理两方面的放松，通过休息，可以减轻疲劳和缓解精神紧张。

(一)休息的意义和方式

1.休息的意义

对健康人来说，充足的休息是维持机体身心健康的必要条件；对患者来说，充足的休息是促进疾病康复的重要措施。休息对维护健康具有重要的意义，具体表现：①休息可以减轻或消除疲劳，缓解精神紧张和压力；②休息可以维持机体生理调节的规律性；③休息可以促进机体正常的生长发育；④休息可以减少能量的消耗；⑤休息可以促进蛋白质的合成及组织修复。

2.休息的方式

休息的方式是因人而异的，取决于个体的年龄、健康状况、工作性质和生活方式等因素。对不同的人而言，休息有着不同的含义。例如，对从事脑力劳动的人而言，他的休息方式可以是散步、打球、游泳等；而对于从事这些活动的运动员来讲，他的休息反而是读书、看报、听音乐。无论采取何种方式，只要达到缓解疲劳、减轻压力、促进身心舒适和精力恢复的目的，就是有效的休息。在休息的各种形式中，睡眠是最常见也是最重要的一种。

(二)休息的条件

要想得到充足的休息，应满足以下 3 个条件，即充足的睡眠、生理上的舒适和心理上的放松。

1.充足的睡眠

休息的最基本的先决条件是充足的睡眠。充足的睡眠可以促进个体精力和体力的恢复。虽然每个人所需要的睡眠时间有较大的区别，但都有最低限度的睡眠时数，满足了一定的睡眠时数，才能得到充足的休息。护理人员要尽量使患者有足够的睡眠时间，让患者建立良好的睡眠习惯。

2.生理上的舒适

生理上的舒适也就是身体放松，是保证有效休息的前提。因此，在休息之前必须将患者身体上的不适降至最低程度。护理人员应为患者提供各种舒适服务，包括祛除或控制疼痛、提供舒适的体位或姿势、协助患者搞好个人卫生、保持适宜的温度湿度、调节睡眠时所需要的光线等。

3.心理上的放松

要得到良好的休息，必须有效地控制和减少紧张与焦虑的情绪，心理上才能得到放松。患者由于生病、住院时个体无法满足社会上、职业上或个人角色在义务上的需要，加之住院时对医院环境及医务人员感到陌生，对自身疾病的担忧等，患者常会紧张和焦虑。因此，护理人员应耐心与患者沟通，恰当地运用其知识和技能，提供及时、准确的服务，尽量满足患者的各种需要，才能帮助患者减少紧张和焦虑。

二、睡眠

睡眠是各种休息中最自然、最重要的方式。人的一生中有 1/3 的时间要用在睡眠上。任何人都需要睡眠,通过睡眠可以使人的精力和体力得到恢复,可以保持良好的觉醒状态,这样人才能精力充沛地从事劳动或其他活动。睡眠对于维持人的健康,尤其是促进疾病的康复,具有重要的意义。

(一)睡眠的定义

现代医学界普遍认为睡眠是一种主动过程,是一种知觉的特殊状态。睡眠时,人脑并没有停止工作,只是换了模式,虽然对周围环境的反应能力降低,但并未完全消失。通过睡眠,人的精力和体力得到恢复,睡眠后可保持良好的觉醒状态。

由此,可将睡眠定义为周期性发生的、持续一定时间的知觉的特殊状态,具有不同的时相,睡眠时可相对地不做出反应。

(二)睡眠原理

睡眠是与较长时间的觉醒交替循环的生理过程。目前认为,睡眠由睡眠中枢控制。睡眠中枢位于脑干尾端,它向上传导冲动,作用于大脑皮质(也称上行抑制系统),与控制觉醒状态的脑干网状结构上行激动系统的作用相拮抗,引起睡眠和脑电波同步化,从而调节睡眠与觉醒的相互转化。

(三)睡眠分期

通过脑电图测量大脑皮质的电活动,眼电图测量眼睛的运动,肌电图测量肌肉的状况,发现睡眠的不同阶段脑、眼睛、肌肉的活动处于不同的水平。正常的睡眠周期可分为两个相互交替的不同时相状态,即慢波睡眠和快波睡眠。成人进入睡眠后,首先是慢波睡眠,持续 80～120 分钟后转入快波睡眠,维持 30 分钟后,又转入慢波睡眠。整个睡眠过程中有 4～5 次交替,越接近睡眠的后期,快波睡眠持续时间越长。两种睡眠时相状态均可直接转为觉醒状态,但在觉醒状态下,一般只能进入慢波睡眠,而不能进入快波睡眠。

1.慢波睡眠(slow wave sleep,SWS)

脑电波呈现同步化慢波时相,伴有慢眼球运动,肌肉松弛但仍有一定张力,亦称正相睡眠(orthodox sleep,OS)或非快速眼球运动睡眠(non-rapid eye movement sleep,NREM sleep)。在这段睡眠期间,大脑的活动下降到最低,使得人体能够得到完全的舒缓。此阶段又可分为 4 期。

(1)第Ⅰ期为入睡期。此期是所有睡眠时相中睡得最浅的一期,常被认为是清醒与睡眠的过渡阶段,仅维持几分钟,很容易被唤醒。此期眼球有着缓慢的运动,生理活动开始减少,同时生命体征和新陈代谢逐渐减缓,在此阶段的人们仍然认为自己是清醒的。

(2)第Ⅱ期为浅睡期。此阶段的人们已经进入无意识阶段,不过仍可听到声音,仍然容易被唤醒。此期持续10～20分钟,眼球不再运动,机体功能继续变慢,肌肉逐渐放松,脑电图偶尔会产生较快的、宽大的梭状波。

(3)第Ⅲ期为中度睡眠期,持续15～30分钟。此期肌肉完全放松,心搏缓慢,血压下降,但仍保持正常,难以唤醒并且身体很少移动,脑电图显示梭状波与δ波(大而低频的慢波)交替出现。

(4)第Ⅳ期为深度睡眠期,持续15～30分钟。全身松弛,无任何活动,极难唤醒,生命体征比觉醒时明显下降,体内生长激素大量分泌,人体组织愈合加快,遗尿和梦游可能发生,脑电波为慢而高的δ波。

2.快波睡眠(fast wave sleep,FWS)

快波睡眠亦称异相睡眠(paradoxical sleep,PS)或快速眼球运动睡眠(rapid eye movement sleep,REM sleep)。此期的睡眠特点是眼球转动很快,脑电波活跃,与觉醒时很难区分。其表现与慢波睡眠相比,是各种感觉功能进一步减退,唤醒阈值提高,极难唤醒,同时骨骼肌张力消失,肌肉几乎完全松弛。此外,这一阶段还会有间断的阵发性表现,如眼球快速运动、部分躯体抽动,同时有心排血量增加、血压上升、心率加快、呼吸加快而不规则等交感神经兴奋的表现。多数在醒来后能够回忆的生动、逼真的梦境都是在此期发生的。

睡眠中的一些时相对人体具有特殊的意义,如在NREM第Ⅳ期的睡眠中,机体会释放大量的生长激素来修复和更新上皮细胞和某些特殊细胞,如脑细胞,故慢波睡眠有利于促进生长和体力的恢复。而REM睡眠则对于学习记忆和精力恢复很重要。因为在快波睡眠中,脑耗氧量增加,脑血流量增多,且脑内蛋白质合成加快,有利于建立新的突触联系,可加快幼儿神经系统成熟。同时快波睡眠对保持精神和情绪上的平衡最为重要。因为这一时期的梦境都是生动的、充满感情色彩的,此梦境可减轻、缓解精神压力,使人将忧虑的事情从记忆中消除。非快速眼球运动睡眠与快速眼球运动睡眠的比较见表1-1。

表1-1 非快速眼球运动睡眠与快速眼球运动睡眠的比较

项目	非快速眼球运动睡眠	快速眼球运动睡眠
脑电图	(1)第Ⅰ期:低电压α节律8～12次/秒 (2)第Ⅱ期:宽大的梭状波14～16次/秒 (3)第Ⅲ期:梭状波与δ波交替 (4)第Ⅳ期:慢而高的δ波1～2次/秒	去同步化快波

续表

项目	非快速眼球运动睡眠	快速眼球运动睡眠
眼球运动	慢的眼球转动或没有	阵发性的眼球快速运动
生理变化	(1)呼吸、心率减慢且规则 (2)血压、体温下降 (3)肌肉渐松弛 (4)感觉功能减退	(1)感觉功能进一步减退 (2)肌张力进一步减弱 (3)有间断的阵发性表现:心排血量增加,血压升高,呼吸加快且不规则,心率加快
合成代谢	人体组织愈合加快	脑内蛋白质合成加快
生长激素	分泌增加	分泌减少
其他	第Ⅳ期发生夜尿和梦游	做梦且为充满感情色彩、稀奇古怪的梦
功能	有利于个体体力的恢复	有利于个体精力的恢复

(四)睡眠周期

对大多数成人而言,睡眠是每24小时循环一次的周期性程序。一旦入睡,成人平均每晚经历4～6个完整的睡眠周期,每个睡眠周期由不同的睡眠时相构成,分别是NREM睡眠的四个时相和REM睡眠,持续60～120分钟,平均为90分钟。睡眠周期各时相按一定的顺序重复出现。这一模式总是从NREM第1期开始,依次经过第Ⅱ期、第Ⅲ期、第Ⅳ期之后,返回NREM的第Ⅲ期然后到第Ⅱ期,再进入REM期,当REM期完成后,再回到NREM的第Ⅱ期(图1-6),如此周而复始。在睡眠时相周期的任一阶段醒而复睡时,都需要从头开始依次经过各期。

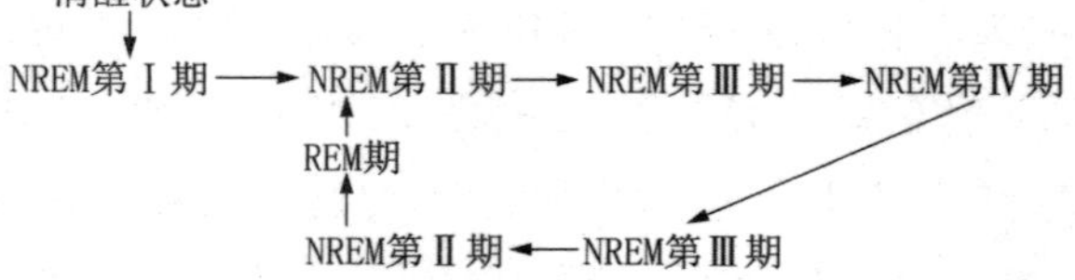

图1-6 睡眠周期

在睡眠周期中,每一时相所占的时间比例随睡眠的进行而有所改变。一般刚入睡时,个体进入睡眠周期约90分钟后才进入REM睡眠,随睡眠周期的进展,NREM第Ⅲ、Ⅳ时相缩短,REM阶段时间延长。在最后一个睡眠周期中,REM睡眠可达到60分钟。因此,大部分NREM睡眠发生在上半夜,REM睡眠则多在下半夜。

(五)影响睡眠的因素

1.生理因素

(1)年龄:通常人睡眠的需要量与其年龄成反比,但有个体差异。每天睡眠时间新生儿期最长,可达16~20小时,成人7~8小时。

(2)疲劳:适度的疲劳有助于入睡,但过度的精力耗竭反而会使入睡发生困难。

(3)昼夜节律:“睡眠-觉醒”周期具有生物钟式的节律性,如果长时间频繁地夜间工作或航空时差,就会造成该节律失调,从而影响入睡及睡眠质量。

(4)内分泌变化:妇女月经前期和月经期常出现嗜睡现象,绝经期妇女常失眠,这与内分泌变化有关。

(5)入寝前习惯:睡前的一些行为习惯,如看报纸杂志、听音乐、喝牛奶、洗热水澡或泡脚等,当这些习惯突然改变或被阻碍进行时,可能使睡眠发生障碍。

(6)食物因素:含有较多L-色氨酸的食物,如肉类、乳制品和豆类都能促进入睡,缩短入睡时间,是天然的催眠剂;少量饮酒能促进放松和睡眠,但大量饮酒会干扰睡眠,使睡眠变浅;含有咖啡因的浓茶、咖啡及可乐饮用后使人兴奋,即使入睡也容易中途醒来,且总睡眠时间缩短。

2.病理因素

(1)疾病影响:几乎所有疾病都会影响睡眠。例如,各种原因引起的疼痛未能及时缓解时严重影响睡眠,精神分裂症、强迫性神经症等患者常处于过度觉醒状态。生病的人需要更多时间的睡眠来促进机体康复,却往往因为多种症状困扰或特殊的治疗限制而无法获得正常的睡眠。

(2)身体不适:身体的舒适是获得休息与安睡的先决条件,饥饿、腹胀、呼吸困难、憋闷、身体不洁、皮肤瘙痒、体位不适等都是常见的影响睡眠的原因。

3.环境因素

睡眠环境影响睡眠状况,适宜的温度湿度、安静、整洁、舒适、空气清新的环境常可增进睡眠,反之则会对睡眠产生干扰。

4.心理因素

焦虑不安、强烈的情绪反应(如恐惧、悲哀、激动、喜悦)、家庭或人际关系紧张等常常影响患者的睡眠。

5.其他

食物摄入多少、体育锻炼情况、某些药物等也会影响睡眠形态。

(六)促进睡眠的护理措施

1.增进舒适

人们在感觉舒适和放松时才能入睡。为了使患者放松,对于一些遭受病痛折磨的患者采用有效镇痛的方法;做好就寝前的晚间护理,如协助患者洗漱、排便;帮助患者处于正确的睡眠姿势,妥善安置身体各部位的导管、引流管,以及牵引、固定等特殊治疗措施。

2.环境控制

人们睡眠时需要的环境条件包括适宜的室温和通风、最低限度的声音、舒适的床和适当的照明。一般冬季室温 18 ~22 ℃、夏季 25 ℃左右,湿度以 50%~60%为宜;根据患者需要,睡前开窗通风,清除病房内异味,使空气清新;保持病区尽可能地安静,尽量减少晚间交谈;提供清洁、干燥的卧具和舒适的枕头、被服;夜间调节住院单元的灯光。

3.重视心理护理

多与患者沟通交流,找出影响患者休息与睡眠的心理-社会因素,通过鼓励倾诉、正确指导,消除患者紧张和焦虑情绪,恢复平静、稳定的状态,提高休息和睡眠质量。

4.建立休息和睡眠周期

针对患者的不同情况,帮助患者建立适宜的休息和睡眠周期。患者入院后,原有的休息和睡眠规律被打乱,护士应在患者醒时进行评估、治疗和常规护理工作,避免因一些非必需任务而唤醒患者,同时鼓励患者合理安排日间活动,适当锻炼。

5.尊重患者的睡眠习惯

病情允许的情况下,护理人员应尽可能根据患者就寝前的一些个人习惯,选择如提供温热饮料,允许短时间的阅读、听音乐,协助沐浴或泡脚等方式促进睡眠。

6.健康教育

使患者了解睡眠对健康与康复的重要作用,身心放松的重要意义和一些促进睡眠的常用技巧。与患者一起讨论有关休息和睡眠的知识,分析困扰患者睡眠的因素,针对具体情况给予相应指导,帮助患者建立有规律的生活方式,养成良好的睡眠习惯。

第三节 皮内注射

一、目的

(1)进行药物过敏试验,以观察有无变态反应。

(2)预防接种。

(3)局部麻醉的起始步骤。

二、评估

(一)评估患者

(1)双人核对医嘱。

(2)核对患者床号、姓名、住院号和腕带(请患者自己说出床号和姓名)。

(3)评估患者病情、意识状态、配合能力、用药史、药物过敏史、不良反应史。

(4)向患者解释操作的目的和过程,取得患者配合。

(5)查看注射部位皮肤情况(皮肤颜色,有无皮疹、感染和皮肤划痕阳性)。

(6)协助患者取舒适坐位或卧位。

(二)评估环境

安静整洁,宽敞明亮,必要时遮挡。

三、操作前准备

(一)人员准备

仪表整洁,符合要求。洗手,戴口罩。

(二)按医嘱配制药液

(1)操作台(治疗室):注射盘、无菌治疗巾、无菌镊子、1 mL 注射器、药液、安尔碘、75%乙醇、无菌棉签等。

(2)双人核对药液标签,药名、浓度、剂量、有效期、给药途径。

(3)检查瓶口有无松动,瓶身有无破裂,药液有无混浊、沉淀、絮状物和变质。

(4)检查注射器、安尔碘、75%乙醇、无菌棉签等,包装有无破裂、是否在有效期内。

(5)按正规操作抽吸药液,并贴好标识,置于无菌盘内。

(6)再次核对皮试液,并签名。

(三)物品准备

治疗车上层放置无菌盘(内置已抽吸好的药液)、治疗盘(75%乙醇、无菌棉签)、备用(1 mL 注射器 1 支、0.1%盐酸肾上腺素 1 支,变态反应时用)、快速手消毒剂、注射单,以上物品符合要求,均在有效期内。治疗车下层放置生活垃圾桶、医疗废物桶、锐器盒。

四、操作程序

(1)携用物推车至患者床旁,核对床号、姓名、住院号、腕带和药物过敏史(请患者自己说出床号和姓名)。

(2)选择注射部位(过敏试验选择前臂掌侧下 1/3,预防接种选择上臂三角肌下缘,局部麻醉则选择麻醉处)。

(3)75%乙醇常规消毒皮肤。

(4)二次核对患者床号、姓名和药名。

(5)排尽空气,药液至所需刻度,且药液不能外溢。

(6)一手绷紧局部皮肤,一手持注射器,针头斜面向上,与皮肤成 5°刺入皮内。

(7)待针头斜面完全进入皮内后,放平注射器,固定针栓并注入 0.1 mL 药液,使局部形成一个圆形隆起的皮丘(皮丘直径 5 mm,皮肤变白,毛孔变大)。

(8)迅速拔出针头,勿按揉和压迫注射部位。

(9)20 分钟后观察患者局部反应,做出判断。

(10)协助患者取舒适体位,整理床单位。

(11)快速手消毒剂消毒双手,签名。

(12)推车回治疗室,按医疗废物处理原则处理用物。

五、20 分钟后判断结果

(1)核对患者床号、姓名、住院号和腕带(请患者自己说出床号和姓名)。

(2)须经两人判断皮试结果,并将结果告知患者和家属。

(3)洗手,皮试结果记录在病历、护理记录单和病员一览表等处。阳性用红笔标记“+”,阴性用蓝色或黑笔标记“-”。

(4)如对结果有怀疑,应在另一侧前臂皮内注入 0.1 mL 生理盐水做对照试验。

六、皮内试验结果判断

(一)阴性

皮丘无改变，周围无红肿，并无自觉症状。

(二)阳性

局部皮丘隆起，出现红晕、硬块，直径>1 cm或周围有伪足；或局部出现红晕，伴有小水疱者；或局部发痒者为阳性。严重时可出现过敏性休克。观察反应的同时，应询问有无头晕、心慌、恶心、胸闷、气短、发麻等不适症状，如出现上述症状时不可使用青霉素。

七、注意事项

(1)皮试药液要现用现配，剂量准确。

(2)备好相应抢救设备与药物，及时处理变态反应。

(3)行皮试前，尤其行青霉素过敏试验前必须询问患者家族史、用药史和药物过敏史，如有药物过敏史者不可做试验。

(4)药物过敏试验时，患者体位要舒适，不可采取直立位。

(5)选择注射部位时应注意避开瘢痕和皮肤红晕处。

(6)皮肤试验时禁用碘剂消毒，对乙醇过敏者可用生理盐水消毒，避免反复用力涂擦局部皮肤。

(7)拔出针头后，注射部位不可用棉球按压揉擦，以免影响结果观察。

(8)进针角度以针尖斜面全部刺入皮内为宜，进针角度过大易将药液注入皮下，影响结果的观察和判断。

(9)如需做对照实验，应用另一注射器和针头，抽吸无菌生理盐水，在另一前臂相同部位皮内注射0.1 mL，观察20分钟进行对照。告知患者皮试后20分钟内不要离开病房。如对结果有怀疑，也可在另一侧前臂皮内注入0.1 mL生理盐水做对照试验。

(10)正确判断试验结果，对皮试结果阳性者，应在病历、床头或腕带、门诊病历和病员一览表上醒目标记，并将结果告知医师、患者和家属。

(11)特殊药物皮试，按要求观察结果。

第四节　皮下注射

一、目的

(1)注入小剂量药物,用于不宜口服给药而需在一定时间内发生药效时。

(2)预防接种。

(3)局部供药,如局部麻醉用药。

二、评估

(一)评估患者

(1)双人核对医嘱。

(2)核对患者床号、姓名、住院号和腕带(请患者自己说出床号和姓名)。

(3)评估患者病情、意识状态、配合能力、用药史、药物过敏史、不良反应史等。

(4)向患者解释操作目的和过程,取得患者配合。

(5)查看注射部位皮肤情况(皮肤颜色,有无皮疹、感染)。

(6)协助患者取舒适坐位或卧位。

(二)评估环境

安静整洁,宽敞明亮,必要时遮挡。

三、操作前准备

(一)人员准备

仪表整洁,符合要求。洗手,戴口罩。

(二)按医嘱配制药液

(1)操作台上放置注射盘、纸巾、无菌治疗巾、无菌镊子、2 mL 注射器、医嘱用药液、安尔碘、75%乙醇、无菌棉签。

(2)双人核对药液标签、药名、浓度、剂量、有效期、给药途径。

(3)检查瓶口有无松动,瓶身有无破裂,药液有无混浊、沉淀、絮状物和变质。

(4)检查注射器、安尔碘、75%乙醇、无菌棉签等,包装有无破裂、是否在有效期内。

(5)按正规操作抽吸药液,并贴好标识,置于无菌盘内。

(6)再次核对药液,记录时间并签名。

(三)物品准备

治疗车上层放置无菌盘(内置抽吸好的药液)、治疗盘(安尔碘、75%乙醇)、注射单、快速手消毒剂,以上物品符合要求,均在有效期内。治疗车下层放置生活垃圾桶、医疗废物桶、锐器盒。

四、操作程序

(1)携用物推车至患者床旁,核对床号、姓名、住院号和腕带(请患者自己说出床号和姓名)。

(2)根据注射目的选择注射部位(上臂三角肌下缘、两侧腹壁、后背、股前侧和外侧等)。

(3)常规消毒皮肤,待干。

(4)二次核对患者床号、姓名和药名。

(5)排尽空气,取干棉签夹于左手示指与中指之间。

(6)一手绷紧皮肤,另一手持注射器,示指固定针栓,针头斜面向上,与皮肤成30°～40°(过瘦患者可捏起注射部位皮肤,并减少穿刺角度)快速刺入皮下,深度为针梗的1/2～2/3;松开紧绷皮肤的手,抽动活塞,如无回血,缓慢推注药液。

(7)注射完毕用无菌干棉签轻压针刺处,快速拔针后按压片刻。

(8)再次核对患者床号、姓名和药名,注射器按要求放置。

(9)协助患者取舒适体位,整理床单位,并告知患者注意事项。

(10)快速手消毒剂消毒双手,记录时间并签名。

(11)推车回治疗室,按医疗废物处理原则处理用物。

(12)洗手,根据病情书写护理记录单。

五、注意事项

(1)遵医嘱和药品说明书使用药品。

(2)长期注射者应注意更换注射部位。

(3)注射中、注射后观察患者不良反应和用药效果。

(4)注射<1 mL药液时须使用1 mL注射器,以保证注入药液剂量准确无误。

(5)持针时,右手示指固定针栓,但不可接触针梗,以免污染。

(6)针头刺入角度不宜超过45°,以免刺入肌层。

(7)尽量避免应用对皮肤有刺激作用的药物作皮下注射。

(8)若注射胰岛素时,需告知患者进食时间。

第五节　肌内注射

一、目的

注入药物，用于不宜或不能口服或静脉注射，且要求比皮下注射更快发生疗效时。

二、评估

（一）评估患者

（1）双人核对医嘱。

（2）核对患者床号、姓名、住院号和腕带（请患者自己说出床号和姓名）。

（3）评估患者病情、治疗情况、意识状态、用药史、药物过敏史、不良反应史、肢体活动能力和合作程度。

（4）向患者解释操作目的和过程，取得患者配合。

（5）查看注射部位皮肤情况（皮肤颜色，有无皮疹、感染和皮肤划痕阳性）。

（6）协助患者取舒适坐位或卧位。

（二）评估环境

安静整洁，宽敞明亮，必要时遮挡。

三、操作前准备

（一）人员准备

仪表整洁，符合要求。洗手，戴口罩。

（二）按医嘱配制药液

（1）操作台：注射盘、无菌盘、2 mL 注射器、5 mL 注射器、医嘱所用药液、安尔碘、无菌棉签。如注射用药为油剂或混悬液，需备较粗针头。

（2）双人核对药物标签、药名、浓度、剂量、有效期、给药途径。

（3）检查瓶口有无松动，瓶身有无破裂，药液有无混浊、变质。

（4）检查无菌注射器、安尔碘、无菌棉签等，包装有无破裂、是否在有效期内。

（5）按正规操作抽吸药液，并贴好标识，置于无菌盘内。

(6)再次核对药液,记录时间并签名。

(三)物品准备

治疗车上层放置无菌盘(内置抽吸好药液)、安尔碘、注射单、无菌棉签、快速手消毒剂,以上物品符合要求,均在有效期内。治疗车下层放置生活垃圾桶、医疗废物桶、锐器盒。

四、操作程序

(1)携用物推车至患者床旁,核对床号、姓名、住院号和腕带(请患者自己说出床号和姓名)。

(2)协助患者取舒适体位,暴露注射部位,注意保暖,保护患者隐私,必要时可遮挡。

(3)选择注射部位(臀大肌、臀中肌、臀小肌、股外侧和上臂三角肌)。

(4)常规消毒皮肤,待干。

(5)再次核对患者床号、姓名和药名。

(6)拿取药液并排尽空气,取干棉签,夹于左手示指与中指之间,以一手拇指和示指绷紧局部皮肤,另一手持注射器,中指固定针栓,将针头迅速垂直刺入,深度约为针梗的2/3。

(7)松开紧绷皮肤的手,抽动活塞。如无回血,缓慢注入药液,同时观察反应。

(8)注射完毕,用无菌干棉签轻按进针处,快速拔针,按压片刻。

(9)再次核对患者床号、姓名和药名。

(10)协助患者取舒适体位,整理床单位,注射后观察用药反应。

(11)快速手消毒剂消毒双手,记录时间并签名。

(12)推车回治疗室,按医疗废物处理原则处理用物。

(13)洗手,根据病情书写护理记录单。

五、常用肌内注射定位方法

(一)臀大肌肌内注射定位法

注射时应避免损伤坐骨神经。

1.十字法

十字法为从臀裂顶点向左或右侧画一水平线,然后从髂嵴最高点作一垂线,将一侧臀部划分为4个象限,其外上象限并避开内角为注射区。

2.连线法

连线法为从髂前上棘至尾骨作一连线，其外 1/3 处为注射部位。

(二)臀中肌、臀小肌肌内注射定位法

(1)以示指尖和中指尖分别置于髂前上棘和髂嵴下缘处，在髂嵴、示指、中指之间构成一个三角形区域，示指与中指构成的内角为注射部位。

(2)髂前上棘外侧三横指处(以患者手指的宽度为标准)。

(三)股外侧肌内注射定位法

在股中段外侧，一般成人可取髋关节下 10 cm 至膝关节的范围。此处大血管、神经干很少通过，且注射范围广，可供多次注射，尤其适用于 2 岁以下的幼儿。

(四)上臂三角肌内注射定位法

取上臂外侧，肩峰下 2～3 横指处。此处肌肉较薄，只可作小剂量注射。

(五)体位准备

1.卧位

臀部肌内注射时，为使局部肌肉放松，减轻疼痛与不适，可采用以下姿势。

(1)侧卧位：上腿伸直，放松，下腿稍弯曲。

(2)俯卧位：足尖相对，足跟分开，头偏向一侧。

(3)仰卧位：常用于危重和不能翻身的患者，采用臀中肌、臀小肌肌内注射法较为方便。

2.坐位

坐位为门诊患者接受注射时常用体位，可供上臂三角肌或臀部肌内注射时采用。

六、注意事项

(1)遵医嘱和药品说明书使用药品。

(2)药液要现用现配，在有效期内，剂量要准确。选择两种药物同时注射时，应注意配伍禁忌。

(3)注射时应做到“两快一慢”(进针、拔针快，推注药液慢)。

(4)选择合适的注射部位，避免刺伤神经和血管，无回血时方可注射。

(5)注射时切勿将针梗全部刺入，以防针梗从根部衔接处折断。若针头折断，应先稳定患者情绪，并嘱患者保持原位不动，固定局部组织，以防断针移位，同时尽快用无菌血管钳夹住断端取出；若断端全部埋入肌肉，应速请外科医师处理。

（6）对需长期注射者，应交替更换注射部位，并选择细长针头，以避免减少硬结的发生。如因长期多次注射出现局部硬结时，可采用热敷、理疗等方法予以处理。

（7）2 岁以下婴幼儿不宜选用臀大肌肌内注射，因其臀大肌尚未发育好，注射时有损伤坐骨神经的危险，最好选择臀中肌和臀小肌肌内注射。

第六节　静脉注射

一、目的

（1）所选用药物不宜口服、皮下注射或肌内注射，又需迅速发挥药效时。

（2）注入药物做某些诊断性检查，如对肝、肾、胆囊等造影时需静脉注入造影剂。

二、评估

（一）评估患者

（1）双人核对医嘱。

（2）核对患者床号、姓名、住院号和腕带（请患者自己说出床号和姓名）。

（3）了解患者病情、意识状态、配合能力、药物过敏史、用药史。

（4）评估患者穿刺部位的皮肤状况、肢体活动能力、静脉充盈度和管壁弹性。选择合适静脉注射的部位，评估药物对血管的影响程度。

（5）向患者解释静脉注射的目的和方法，告知所注射药物的名称，取得患者配合。

（二）评估环境

安静整洁，宽敞明亮。

三、操作前准备

（一）人员准备

仪表整洁，符合要求。洗手，戴口罩。

(二)物品准备

1.操作台

治疗单、静脉注射所用药物、注射器。

2.按要求检查所需用物,符合要求方可使用

(1)双人核对药物名称、浓度、剂量、有效期、给药途径。

(2)检查药物的质量、标签,液体有无沉淀和变色,有无渗漏、混浊和破损。

(3)检查注射器和无菌棉签的有效期、包装是否紧密无漏气,安尔碘的使用日期是否在有效期内。

3.配制药液

(1)安尔碘棉签消毒药物瓶口,掰开安瓿,瓿帽弃于锐器盒内。

(2)打开注射器,将外包装袋置于生活垃圾桶内,固定针头,回抽针栓,检查注射器,取下针帽置于生活垃圾桶内,抽取安瓿内药液,排气,置于无菌盘内。在注射器上贴上患者床号、姓名、药物名称、用药方法的标签。

(3)再次核对空安瓿和药物的名称、浓度、剂量、用药方法和时间。

4.备用物品

治疗车上层治疗盘内放置备用注射器一支、安尔碘、无菌棉签,无菌盘内放置配好的药液、垫巾。以上物品符合要求,均在有效期内。治疗车下层放置生活垃圾桶、医疗废物桶、锐器盒,含有效氯为 250 mg/L 的消毒液桶。

四、操作程序

(1)携用物推车至患者床旁,核对床号、姓名、住院号和腕带(请患者自己说出床号和姓名)。

(2)向患者说明静脉注射的方法、配合要点、注射药物的作用和不良反应。

(3)协助患者取舒适体位,充分暴露穿刺部位,放垫巾于穿刺部位下方。

(4)在穿刺部位上方 5~6 cm 处扎压脉带,末端向上,以防污染无菌区。

(5)安尔碘棉签消毒穿刺部位皮肤,以穿刺点为中心向外螺旋式旋转擦拭,直径>5 cm。

(6)再次核对患者床号、姓名和药名。

(7)嘱患者握拳,使静脉充盈,左手拇指固定静脉下端皮肤,右手持注射器与皮肤成 15°~30°自静脉上方或侧方刺入,见回血可再沿静脉进针少许。

(8)保留静脉通路者安尔碘棉签消毒静脉注射部位三通接口,以接口处为中心向外螺旋式旋转擦拭。

(9)静脉注射过程中,观察局部组织有无肿胀,严防药液渗漏,如出现渗漏立即拔出针头,按压局部,另行穿刺。

(10)拔针后,指导患者按压穿刺点3分钟,勿揉,凝血功能差的患者适当延长按压时间。

(11)再次核对患者床号、姓名和药名。

(12)将压脉带与输液垫巾对折取出,输液垫巾置于生活垃圾桶内,压脉带放于含有效氯为250 mg/L的消毒液桶中。整理患者衣物和床单位,观察有无不良反应,并向患者讲明注射后注意事项。快速手消毒剂消毒双手,推车回治疗室,按医疗废物处理原则整理用物。

(13)洗手,在治疗单上签名并记录时间。按护理级别书写护理记录单。

五、注意事项

(1)严格执行查对制度,需双人核对医嘱。

(2)严格遵守无菌操作原则。

(3)了解注射目的、药物对血管的影响程度、给药途径、给药时间和药物过敏史。

(4)选择粗直、弹性好、易固定的静脉,避开关节和静脉瓣。常用的穿刺静脉为肘部浅静脉、贵要静脉、肘正中静脉、头静脉。小儿多采用头皮静脉。

(5)根据患者年龄、病情和药物性质掌握注入药物的速度,并随时听取患者主诉,观察病情变化。必要时使用微量注射泵。

(6)对需要长期注射者,应有计划地由小到大、由远心端到近心端选择静脉。

(7)根据药物特性和患者肝肾或心脏功能,采用合适的注射速度。随时听取患者主诉,观察体征和其病情变化。

第二章 护理管理

第一节 护理岗位管理

医院应当实行护理岗位管理，按照科学管理、按需设岗、保障患者安全和临床护理质量的原则，合理设置护理岗位，明确岗位职责、任职条件，健全管理制度，提高管理效率。

一、护理岗位设置

《卫生健康委员会关于实施医院护士岗位管理的指导意见》中对改革护士管理方式、护理岗位设置等方面提出了明确的要求。

（一）护理岗位设置的原则

1.以改革护理服务模式为基础

实行“以患者为中心”的责任制整体护理工作模式，在责任护士全面履行专业照顾、病情观察、治疗处置、心理护理、健康教育和康复指导等职责的基础上，开展岗位管理相关工作。

2.以建立岗位管理制度为核心

医院根据功能任务、规模和服务量，将护士从按身份管理逐步转变为按岗位管理，科学设置护理岗位，实行按需设岗、按岗聘用、竞聘上岗的制度，逐步建立激励性的用人机制。通过实施岗位管理，实现同工同酬、多劳多得、优绩优酬。

3.以促进护士队伍健康发展为目标

遵循公平、公正、公开的原则，建立和完善护理岗位管理制度，稳定临床一线护士队伍，使医院护士得到充分的待遇保障、晋升空间、培训支持和职业发展，促进护士队伍健康发展。

4.建立合理的岗位系列框架

运用科学的方法，收集、分析、整合工作岗位相关信息，对岗位的职责、权力、隶属关系、任职资质等作出书面规定并形成正式文件，制订出合格的岗位说明书。

（二）护理岗位的设置

医院护理岗位设置分为护理管理岗位、临床护理岗位和其他护理岗位。

1.护理管理岗位

护理管理岗位是从事医院护理管理工作的岗位，包括护理部主任、副主任、科护士长、护士长和护理部干事。护理管理岗位的人员配置应当具有临床护理岗位的工作经验，具备护理管理的知识和能力。医院应当通过公开竞聘，选拔符合条件的护理人员从事护理管理岗位工作。

2.临床护理岗位

临床护理岗位是护士为患者提供直接护理服务的岗位，主要包括病房（含重症监护病房）、门诊、急诊科、手术部、产房、血液透析室、导管室、腔镜检查室、放射检查室、放射治疗室、医院体检中心等岗位。临床护理岗位含专科护士岗位和护理教学岗位。重症监护、急诊急救、手术部、血液净化等对专科护理技能要求较高的临床护理岗位宜设专科护理岗位。承担临床护理教学任务的医院，应设置临床护理教学岗位。教学老师应具备本科及以上学历、本专科 5 年及以上护理经验、主管护师及以上职称，经过教学岗位培训。

3.其他护理岗位

其他护理岗位是护士为患者提供非直接护理服务的岗位，主要包括消毒供应中心、医院感染管理部门、病案室等间接服务于患者的岗位。

（三）护士分层级管理

医院应当根据护士的临床护理服务能力和专业技术水平为主要指标，结合工作年限、职称和学历等，对护士进行合理分层。临床护理岗位的分级包括 N0～N4，各层级护士按相应职责实施临床护理工作，并体现能级对应。

（1）医院层面依据护士学历、年资、岗位分类、工作职责、任职条件、技术职称和专业能力等综合因素，确定层级划分标准及准入条件。

（2）科室层面根据患者病情、护理难度和技术要求等要素，对责任护士进行合理分工、科学配置及分层级管理。N1～N4级护士比例原则为4∶3∶2∶1，在临床工作中可根据医院及科室的实际情况酌情调整。

注明：专业能力培训重点是指各层级护士在承担相应级别护理工作期间，应接受高一层级护士的专业能力培训，以便在该层级期满以后顺利晋升到更高一层级。如N0护士准备晋升N1时，应具备N1护士的资质要求及临床能力，符合晋级条件，并接受N1级别标准的专业能力培训考核合格，方能晋升为N1级护士。

(3)护理部建立考核指标，对各层级护士进行综合考评及评定，以日常工作情况及临床护理实践能力为主要考评因素，并与考核结果相结合，真正做到多劳多得、优绩优酬，护士薪酬向临床一线风险高、工作量大、技术性强的岗位倾斜，实现绩效考核的公开、公平、公正。

二、岗位职责

(一)护理管理岗位职责

1.护理部主任职责

(1)在院长及主管副院长的领导下，负责医院护理行政、护理质量及安全、护理教学、护理科研等管理工作。

(2)严格执行有关医疗护理的法律、法规及安全防范等制度。

(3)制订护理部的远期规划和近期计划并组织实施，定期检查总结。

(4)负责全院护理人员的调配，向主管副院长及人事部门提出聘用、奖惩、任免、晋升意见。

(5)教育各级护理人员培养良好的职业道德和业务素质，树立明确的服务理念，敬业爱岗，无私奉献。

(6)加强护理科学管理。以目标为导向，以循证为支持，以数据为依据。建立护理质量评价指标，不断完善结构-过程-结果质量评价体系。

(7)建立护士培训机制，提升专业素质能力。建立“以需求为导向，以岗位胜任力为核心”的护士培训制度。制定各级护理人员的培训目标和培训计划，采取多渠道、多种形式的业务技术培训及定期进行业务技术考核。

(8)负责护生、进修护士的教学工作，创造良好的教学条件和实习环境，督促教学计划的落实，确保护理持续质量改进。

(9)组织制定护理常规、技术操作规程、护理质量考核标准及各级护理人员的岗位职责。积极开展护理科研和技术革新，引进新业务、新技术。

(10)主持护理质量管理组的工作,使用现代质量管理工具、按照现有的护理程序,做好日常质量监管。

(11)深入临床,督导护理工作,完善追踪管理机制,做到持续监测、持续分析、持续改进。

(12)定期召开护士长会议,部署全院护理工作。定期总结分析护理不良事件,提出改进措施,确保护理工作持续高质量改进。

(13)定期进行护理查房,组织护理会诊及疑难疾病讨论,不断提高护理业务水平及护理管理质量。

(14)制定护理突发事件的应急预案并组织实施。

2.护理部副主任职责

(1)在护理部主任的领导下,负责所分管的工作,定期向主任汇报。

(2)主任外出期间代理主任主持日常护理工作。

3.科护士长职责

(1)在护理部、科主任领导下全面负责所属科室的临床护理、教学、科研及在职教育的管理工作。

(2)根据护理部工作计划制订本科室的护理工作计划,按期督促检查、组织实施并总结。

(3)负责督促本科各病房认真执行各项规章制度、护理技术操作规程。

(4)负责督促检查本科各病房护理工作质量,加强护理质量评价指标监测,利用管理工具对问题进行根本原因分析,制订对策,达到持续质量改善的效果。

(5)有计划地组织科内护理查房,疑难病例讨论、会诊等。解决本科护理业务上的疑难问题,指导临床护理工作。

(6)有计划地组织安排全科业务学习,负责全科护士培训和在职教育工作。

(7)负责组织并指导本科护士护理科研、护理改革等工作。

(8)对科内发生的护理不良事件按要求及时上报护理部,并进行根本原因分析,制订改进对策,做好记录。

4.护士长职责

(1)门诊部护士长职责:①在护理部、门诊部或科护士长领导下,负责门诊部及其管辖各科室的护理行政及业务管理。督促检查护理人员及保洁人员的岗位责任制完成情况。②负责制订门诊护理质量控制标准,督促检查护理人员严格执行各项规章制度和操作技术标准规程,认真执行各项护理常规。③根据医院和护理部总体目标,制订本部门的护理工作目标、工作计划并组织落实,定期总结。④负责护理人员的分工、排班及调配工作。负责组织护士做好候诊服务。⑤组织专科业务培训和新技术的学习,不断提高门诊护理人员的业务技术水平。⑥负责对新上岗医师、护士和实习生,进修人员介绍门诊工作情况及各项规章制度,负责实习、进修护士的教学工作。⑦落实优质护理措施,持续改进服务质量。⑧负责督促检查抢救用物、毒麻精神药品和仪器管理工作。⑨负责计划、组织候诊患者进行健康教育和季节性疾病预防宣传。⑩严格执行传染病的预检分诊和报告制度,对可疑传染病患者应及时采取隔离措施,防止医院感染。⑪制定门诊突发事件的应急预案,定期组织急救技能的培训及演练,保证安全救治。⑫加强医护、后勤及辅助科室的沟通,不断改进工作。⑬建立不良事件应急预案,加强不良事件的上报管理,并落实改进对策。

(2)急诊科护士长职责:①在护理部主任和科主任领导下,负责急诊科护理行政管理及护理部业务技术管理工作。②制订和修订急诊护理质量控制标准,督促检查护理人员严格执行各项规章制度和操作技术标准规程,认真执行各项护理常规。组织实施计划,定期评价效果,持续改进急诊科护理工作质量。③根据医院和护理部总体目标,制订本部门的护理工作目标、工作计划并组织落实,定期总结。④负责急诊科护理人员的分工和排班工作。⑤督促护理人员严格执行各项规章制度和操作技术规范,加强业务训练,提高护士急救的基本理论和基本技能水平。复杂的技术要亲自执行或指导护士操作,防止发生不良事件。⑥负责急诊科护士的业务训练和绩效考核,提出考核、晋升奖惩和培养使用意见。组织开展新业务、新技术及护理科研。⑦负责护生的临床见习、实习和护士进修的教学工作,并指定有经验、有教学能力的护师或护师职称以上的人员担任带教工作。⑧负责各类物资的管理,如药品、仪器、设备、医疗器材、被服和办公用品等,分别指定专人负责请领、保管、保养和定期检查。⑨组织护士准备各种急救药品、器械,定量、定点、定位放置,并定期检查、及时补充,保持急救器材物品完好率在100%。⑩加强护理质量评价指标监测及数据的分析、评价,建立反馈机制,达到持续改善的效果。⑪建立、完善和落实急诊“绿色通道”的各项规定和就诊流程,组织安排、督促检查护理人员配合医师完成急诊抢救任务。巡视观察患者,按医嘱进行治疗护理,并做好各种记录和交接班工作。⑫加强护理质量管理,检查监督消毒隔离,保证室内清洁、整齐、安静,防止医院感染。⑬建立不良事件应急预案,加强不良事件的上报管理,并落实改进对策。

(3)病房护士长职责:①在护理部主任及科主任的领导下,负责病房的护理行政及业务管理。②根据医院和护理部的工作目标,确定本部门的护理工作目标、工作计划并组织实施，定期总结。③科学分工，合理安排人力，督促检查各岗位工作完成情况。④随同科主任查房，参加科内会诊、大手术和新开展手术的术前讨论及疑难病例的讨论。⑤认真落实各项规章制度和技术操作规程，加强医护合作，严防不良事件的发生。⑥参加并指导危重、大手术患者的抢救工作，组织护理查房、护理会诊及疑难护理病例讨论。⑦组织护理人员的业务学习及技术训练，引进新业务、新技术，开展护理科研。组织并督促护士完成继续医学教育计划。⑧加强护理质量评价指标监测及数据的分析、评价，建立反馈机制，达到持续改善的效果。⑨经常对护理人员进行职业道德教育，不断提高护理人员的职业素质和服务质量。⑩组织安排护生和进修护士的临床实习，督促教学老师按照教学大纲制订教学计划并定期检查落实。⑪负责各类物品、药品的管理，做到计划领取。在保证抢救工作的前提下，做到合理使用，避免浪费。⑫各种仪器、抢救设备做到定期测试和维修，保证性能良好，便于应急使用。⑬保持病室环境，落实消毒隔离制度，防止医院感染。⑭制订病房突发事件的应急预案并组织实施。⑮协调沟通医护患、后勤及辅助科室的关系，经常听取意见，不断改进工作。⑯建立不良事件应急预案，加强不良事件的上报管理，并落实改进对策。

(4)夜班总护士长职责：①在护理部领导下，负责夜间全院护理工作的组织指导。②掌握全院危重、新入院、手术患者的病情、治疗及护理情况，解决夜间护理工作中的疑难问题。③检查夜间各病房护理工作，如环境的安静、安全，抢救物品及药品的准备，陪伴及作息制度的执行情况，值班护士的仪表、服务态度。④协助领导组织并参加夜间院内抢救工作。⑤负责解决临时缺勤的护理人员调配工作，协调科室间的关系。⑥督促检查护理人员岗位责任制落实情况。⑦督促检查护理人员认真执行操作规程。⑧书写交班报告，并上交护理部，重点问题还应做口头交班。

(二)护理人员技术职称及职责

1.主任/副主任护师职责

(1)在护理部主任或护士长的领导下，负责本专科护理、教学、科研等工作。

(2)指导制订本科疑难患者的护理计划，参加疑难病例讨论、护理会诊及危重患者抢救。

(3)经常了解国内、外护理发展新动态，及时传授新知识、新理论，引进新技术，以提高专科护理水平。

(4)组织护理查房，运用循证护理解决临床护理中的疑难问题。

(5)承担高等院校的护理授课及临床教学任务。

(6)参与编写教材,组织主管护师拟定教学计划。

(7)协助护理部主任培养教学、科研高级护理人才,组织开展新业务,参与护理查房。

(8)协助护理部主任对各级护理人员进行业务培训及考核。

(9)参与护理严重事故鉴定会,并提出鉴定意见。

(10)制订科研计划并组织实施,带领本科护理人员不断总结临床护理工作经验,撰写科研论文和译文。

(11)参与护理人员的业务、技术考核,审核、评审科研论文及科研课题,参与科研成果鉴定。

(12)参与护理技术职称的评定工作。

2.主管护师职责

(1)在本科护士长的领导及主任(副主任)护师的指导下,参与临床护理、教学、科研工作。

(2)完成护士长安排的各岗及各项工作。

(3)参与复杂、较新的技术操作及危重患者抢救。

(4)指导护师(护士)实施整体护理,制订危重、疑难患者的护理计划及正确书写护理记录。

(5)参加科主任查房,及时沟通治疗、护理情况。

(6)协助组织护理查房、护理会诊及疑难病例讨论,解决临床护理中的疑难问题。

(7)承担护生、进修护士的临床教学任务,制订教学计划,组织教学查房。

(8)承担护生的授课任务,指导护士及护生运用护理程序实施整体护理,做好健康教育。

(9)参与临床护理科研,不断总结临床护理经验,撰写护理论文。

(10)协助护士长对护师及护士进行业务培训和考核。

(11)学习新知识及先进护理技术,不断提高护理技术及专科水平。

3.护师职责

(1)在病房护士长的领导及主任护师、主管护师的指导下,进行临床护理及护理带教工作。

(2)参加病房临床护理实践,完成本岗任务,指导护士按照操作规程进行护理技术操作。

(3)运用护理程序实施整体护理,制订护理计划,做好健康教育。

(4)参与危重患者的抢救与护理,参加护理查房,协助解决临床护理问题。

(5)指导护生及进修护士的临床实践,参与临床讲课及教学查房。

(6)学习新知识及先进护理技术,不断提高护理业务技术水平。

(7)参加护理科研,总结临床护理经验,撰写护理论文。

4.护士职责

(1)在护士长的领导和上级护师的指导下进行工作。

(2)认真履行各岗职责,准确、及时地完成各项护理工作。

(3)严格遵守各项规章制度,认真执行各项护理常规及技术操作规程。

(4)在护师指导下运用护理程序实施整体护理及健康教育并写好护理记录。

(5)参与部分临床带教工作。

(6)学习新知识及先进护理技术,不断提高护理技术水平。

三、绩效考核

绩效考核是人力资源管理中的重要环节,是指按照一定标准,采用科学方法评定各级护理人员对其岗位职责履行的情况,以确定其工作业绩的一种有效管理方法,其考核结果可作为续聘、晋升、分配、奖惩的主要依据。建立科学的绩效评价体系是开展绩效管理的前提与基础,根据不同护理岗位的特点,使绩效考核结合护士护理患者的数量、质量、技术难度和患者满意度等要素,以充分调动广大护士提高工作水平的主动性和积极性。

(一)绩效考核重点环节

绩效考核的目的不是考核护士,而是通过“评估”与“反馈”提升护士工作表现,拓宽职业生涯发展空间。绩效考核包括3个重点环节。

1.工作内容和目标设定

护士长与护士就工作职责、岗位描述、工作标准等达成一致。

2.绩效评估

护士的实际绩效与设定标准(目标)比较、评分过程。

3.提供反馈信息

需要一个或多个信息反馈,与护士共同讨论工作表现,必要时共同制订改进计划。

(二)绩效考核步骤

绩效考核是一个动态循环的过程,是绩效管理中的一个环节。绩效考核的步骤如下。①绩效制度规划,包括明确绩效评估目标、构建具体评估指标、制定绩效评估标准、决定绩效评估方式;②绩效的执行,资料的收集与分析;③绩效考核与评价;④建立绩效检讨奖惩制度;⑤绩效更新修订与完善。

(三)绩效考核内容

绩效考核的内容包括德、能、勤、绩4个方面。

1.德

德即政治素质、思想品德、工作作风、职业道德等。

(1)事业心:具有强烈的事业心及进取精神,爱岗敬业、为人师表,模范地遵守各项规章制度,认真履行职责。

(2)职业道德:具有良好的职业道德,热心为患者服务,能认真履行医德、医风等各项规定。

(3)团结协作:能团结同志并能协调科室间、部门间、医护间的工作关系。

2.能

能即具备本职工作要求的知识技能和处理实际工作的能力。

(1)专业水平:精通本专业的护理理论,了解本专业国内护理现状和发展动态,有较强的解决实际问题的能力和组织管理能力。

(2)专业技能:熟练掌握本岗技能,具有解决疑难问题的能力,并能指导护士的技术操作。

(3)科研能力:科研意识强,能独立承担科研课题的立项任务,开展或引进护理新技术、新业务。

(4)教学能力:具有带教或授课能力,能胜任院内、外授课任务及指导培养下级护士的能力。

3.勤

工作态度、岗位职责完成情况、出勤及劳动纪律等。

4.绩

绩即工作效率和效益、成果、奖励及贡献等。绩能综合体现德、能、勤三方面,应以考绩为主。

(四)绩效考核类型

绩效考核不仅局限于管理者对下属绩效的评价,还应采取多种考核方式,以取得良好的评价效果。

1.按层次分类有以下五种

(1)上级考核:较理想的上级考核方式是每位护理人员由上一级管理人员来

考核其表现，即逐级考核。这种方式便于评价护理人员的整体表现，反映评价的真实性和准确性。

(2)同级评价：同级的评价是最可靠的评价资料来源之一，因为同级间工作接触密切，对每个人的绩效彼此间能全面了解。通过同级评价可以增加护理人员之间的信任，提高交流技能，增加责任感。这种方式考评结果比较可信。

(3)下级评价：对管理者的评价可以直接由下级提供管理者的行为信息。为避免护理人员在评议上级时所产生的顾虑，可采取不记名的形式进行"民意测验"，其结果比较客观、准确。

(4)自我评价：自我评价法是护理人员及管理人员根据医院或科室的要求定期对自己工作的各方面进行评价。这种方式有利于他们自觉提高自己的品德素质、临床业务水平和管理能力，增强工作的责任感。其结果还可用来作为上级对下级评价的参考，从而减少被考评者的不信任感。

(5)全方位评价：全方位评价是目前较常采用的一种评价方法，这种方法提供的绩效反馈资料比较全面。评价者可以是护理人员在日常工作中接触的所有人，如上级、下级、同事、患者、家属等，但实施起来比较困难。

2.按时间分类法有以下两种

(1)日常考核：护理人员个人和所在部门或科室均应建立日常考核手册。个人手册应随时记录个人业绩，包括业务活动、护理缺陷等情况。科室或部门应建立护理人员绩效考核手册，随时对员工的表现、护理质量、护理缺陷、突出的业绩予以记录。

(2)定期考核：定期考核为阶段性考核，可以按周、月、半年、年终等阶段进行考核，便于全面了解员工情况，激励员工的积极性。

(五)绩效考核方法

1.表格评定法

表格评定法是绩效考核中最常见的一种方法。此方法是把一系列的绩效因素罗列出来，如工作质量、业务能力、团结协作、出勤率、护理不良事件等制成表格，最后可用优、良、中、差来表示。此方法利于操作，便于分析和比较。

2.评分法

评分法是将考核内容按德、能、勤、绩的具体标准规定分值，以分值的多少计算考核结果。

3.评语法

评语法是一种传统的考绩方法，指管理者对护理人员的工作绩效用文字表达出来，其内容、形式不拘一格，便捷易行。但由于纯定性的评语难免带有评价者的主观印象，因此难以做到准确评价和对比分析。

4.专家评定法

专家评定法即外请专家与本单位的护理管理者共同考评，采用此方法护理专家既能检查、指导工作，又可交流工作经验且比较公正、专业。

（六）绩效考评反馈

绩效考评反馈是绩效考评的一种非常重要的环节，它的主要任务是让被考评者了解、认可考评结果，客观地认识自己的不足，以改进工作，提高护理质量。

1.书面反馈

书面反馈即对考核结果归纳、分析，以书面报告或表格的形式反馈给科室或当事人。

2.沟通反馈

沟通反馈即当面反馈，开始先对被评考人的工作成绩进行肯定，然后提出一些不足、改进意见及必要的鼓励。

第二节　护理规章制度

护理规章制度是护理管理的重要内容，是护理人员正确履行工作职责、工作权限、工作义务及工作程序的文字规定。它是护理管理、护理工作的标准及遵循的准则，是保障护理质量、护理安全的重要措施，并具有鲜明的法规性、强制性等特点。因此，护理人员必须严格遵守和执行各项护理规章制度。

本节仅列举主要的护理规章制度，各级管理者可根据医院实际情况不断修改补充，完善更新各项护理制度，并认真贯彻执行，定期督促检查执行情况。

一、护理部工作制度

(1)护理部有健全的组织管理体系，根据医院情况实行三级或二级管理，对科护士长、护士长进行垂直领导。

(2)按照护理部工作职责，协助医院完成护理人员的聘任、调配，负责培训、考核、奖惩等相关事宜。

(3)实行护理工作目标管理，护理工作有中长期规划，有年计划，季度安排，月、周工作重点，并认真组织落实，每年对执行情况有分析、总结，持续改进。

(4)依据医院的功能、任务制订护理工作的服务理念，建立健全适应现代医院管理的各项护理规章制度、疾病护理常规、护理技术操作规程及各级护理人员岗位职责和工作标准。

(5)根据医院的应急预案，制订护理各种应急预案或工作指南。

(6)有护理不良事件管理制度，并不断修订、补充、完善。

(7)有健全的科护士长、护士长的考核标准，护理部每月汇总护理工作月报表，发现问题及时解决。

(8)组织实施护理程序，为患者提供安全的护理技术操作及人性化的护理服务。

(9)定期深入科室进行查房，协助临床一线解决实际问题。

(10)护理质量管理实施三级或二级质量控制。护理部、护理质量安全管理委员会、大科护士长严格按照护理质量考核标准，督促检查护理质量和护理服务工作，护理部专人负责护理质量管理，对全院护理质量有分析及反馈，有持续质量改进的措施。

(11)定期组织召开各种会议，检查、总结、布置工作。

(12)护理教学：护理部专人负责教学工作，制订年度教学计划及安排，制订考核标准。定期组织各级各类护理人员继续医学教育培训及岗前培训、业务考核，年终有总结及分析。

(13)护理科研：有护理科研组织、有科研计划并组织实施，对科研成果和优秀论文有奖励方案。

二、会议制度

(1)医院行政办公会：护理副院长和护理部主任(副主任)参加。获取医院行政指令并汇报护理工作情况。

(2)医院行政会：全体护士长应参加。了解掌握医院全面工作动态，接受任务，传达至护士。

(3)护理部例会1～2周召开1次。传达医院有关会议精神，分析讨论护理质量和工作问题，做工作小结和工作安排。

(4)护士长例会每月召开1次。全体护士长参加，传达有关会议精神；组织护士长业务学习。通报当月护理工作质量控制情况，分析、讲评、研究护理工作存在问题，提出改进措施，布置下月工作。

(5)临床护理带教例会:护理部每学期召开不少于2次,科室召开每月1次。传达有关会议精神,学习教学业务。检查教学计划落实情况,分析、讲评、教学工作,做教学工作小结,布置工作。

(6)护理质量分析会每年召开1～2次,对护理管理及护理工作中存在的问题、疑点、难点及质量持续改进等问题进行分析、通报,加强信息交流,采取有效的护理措施,规范护理工作。

(7)医院护理质量安全管理委员会会议每年至少召开2次,分析、讲评、研究护理质量安全管理问题,修改、补充和完善护理规章制度、护理质量检查标准和护理操作规程。

(8)全院护士大会每年召开1～2次。传达上级有关会议精神,护理专业新进展新动态,表彰优秀护士事迹,总结工作、部署计划。

(9)晨交班会由护士长主持,全科护士参加,运用护理程序交接班,听取值班人员汇报值班情况,并进行床旁交接班,解决护理工作中存在的主要问题,布置当天的工作。每天08∶00～08∶30。

(10)病区护士会每月召开1次,做工作小结,提出存在的问题和改进的措施,传达有关会议精神,学习业务及规章制度。

(11)工休座谈会每月召开1次,由护士长或护士组长主持。会议内容:了解患者需求,听取患者对医疗、护理、生活、饮食等方面的意见和建议;宣传健康保健知识;进行满意度调查;要求患者自觉遵守病区规章制度等。

三、护理部文件档案管理制度

(1)护理部文件:①全院护理工作制度、工作计划、工作总结。②护理质量控制、在职培训、进修、实习情况。③各种有关会议纪要、记录。④护士执业注册、出勤、奖、惩、护理不良事件、晋升资料。⑤护理科研、新技术、新项目、科研成果、学术论文申报及备案资料。⑥上级有关文件及申报上级有关文件存底。⑦护理学习用书、资料。⑧护理部仪器设备,如打印机、扫描仪、计算机、相机等。

(2)护理部指定专人负责资料收集、登记和保管工作。

(3)建立保管制度,平时分卷、分档存放,年终进行分类、分册装订,长期保管。

(4)严格遵守保密原则,机密文件、资料的收发、传阅、保管须严格按有关程序办理,加强计算机、传真机的管理,护理部以外其他人员不得动用各种文件及仪器设备,严禁通过无保密措施的通信设施传递机密文件及信息。

(5)护理部文件不得带出护理部。如需借用，填写借用单，妥善保管，不能丢失，并在规定时间归还。

四、护理查房制度

(一)护理部查房

(1)管理查房每月 1 次，查阅护士长管理资料。依据相关标准，进行全面质量检查、评价，提出改进意见。

(2)业务查房每季度 1 次，护理部组织。由科室确定查房病例，对各科危、重患者的护理每周1 次，对护士的岗位职责、护理服务过程、分级护理质量、危重患者护理、疾病护理常规、技术操作规程、病区管理、差错事故隐患、医院感染控制、抢救药品、器械完好情况等工作进行检查、督促、落实。

(二)教学查房

全院教学查房每季度 1 次，科室教学查房每季度 1～2 次。对护理病例进行分析、讨论，对主要发言人作点评，会前做好提问和答疑准备。

(三)全院护士长夜查房

每周 2 次。夜班护士长不定时到科室查房，重点巡视护士岗位职责、规章制度的落实情况，解决护理工作疑难问题、临时调配护理人员，指导或参与危重患者抢救并做好值班记录。

(四)节假日查房

节假日安排查房。护理部或科护士长组织对全院各病区进行巡查，检查各科值班人员安排是否合理，护士工作状态和规章制度的落实情况，指导危重患者抢救护理，及时解决护理工作中疑难问题。

(五)护士长参加科主任查房

每周 1 次，掌握特殊、危重患者病情，了解护理工作情况和医疗对护理的要求。

五、护理会诊制度

(1)护理会诊的目的：解决重危、复杂、疑难患者的护理问题，切实、有效地提高护理质量。

(2)护理会诊工作由护理部负责，由各护理专科小组承担会诊任务，定期进行工作总结、反馈、整改。全院性会诊由护理部安排有关护理专家进行，会诊地点常规设在护理会诊申请科室。

(3)对于临床危重、复杂、疑难病例的护理,科室先组织护士进行讨论,讨论后仍难以处理,报告大科护士长协调处理,由大科护士长决定是否申请院内护理会诊。

(4)认真填写护理会诊申请单,经护士长书面签字后送交或电话通知大科护士长,再由大科护士长汇报护理部。

(5)护理部主任负责会诊的组织、协调有关护理人员进行会诊。

(6)会诊由护士长或管床护士汇报情况,会诊小组提出处理意见,并记录在会诊单上,科室执行处理意见详细记录在护理记录单上。会诊记录单一式两份,护理部一份,科室留存一份。

(7)参加护理会诊的人员由医院护理质量安全管理委员会成员、专科护士(经专科护士培训取得合格证,并具有一定临床工作能力)组成。

(8)普通会诊24小时内完成,急护理会诊2小时内完成。请院外护理会诊须经主管护理的院领导同意,由护理部向被请医院护理部提出会诊邀请。

六、护理制度、护理常规、操作规程变更制度

(1)护理制度、操作常规、操作规程变更,应立足于适应临床工作需要,规范护理行为,提高工作质量,确保患者安全。

(2)护理制度、操作常规、操作规程变更,由护理质量管理委员会负责。如有变更需求,护理部、科室提出变更意见和建议,待委员会讨论批准后执行。

(3)变更范围。①对现有护理制度、操作常规、操作规程的自我完善和补充。②对新开展的工作需要制订新的护理制度、护理常规或操作规程。

(4)护理制度、护理常规、操作规程变更后,应试行3~6个月,经可行性再评价后方可正式列入实施。文件上须标有本制度执行起止时间及批准人。

(5)变更后的护理制度、护理常规、操作规程由护理部及时通知全院护士,认真组织培训并贯彻执行。

(6)重大护理制度、护理常规、操作规程变更需与医疗管理职能部门做好协调,保持医疗护理一致性,并向全院通报。

七、护士管理规定

(1)严格遵守《中华人民共和国护士条例》,护士必须按规定及时完成首次执业注册和定期延续注册。

(2)护士执业过程中必须遵守相关法律法规、医疗护理工作的规章制度、技

术规范和职业道德。

(3)护士需定期考核,接受在职培训,完成规范化培训和继续教育有关规定。

(4)护士应对自己的护理行为负责,热情工作,尊重每一位患者,努力为患者提供最佳的、最适宜的护理服务。

(5)护士要养成诚实、正直、慎独、上进的品格和沉着、严谨、机敏的工作作风,护士通过实践、教育、管理、学习等方法提高专业水平。

(6)护士的使命是体现护理工作的价值、促进人类健康;护士应与其他医务人员合作,为提高整个社会健康水平而努力。

八、护士资质管理规范

(1)护理部每年审核全院护士执业资质,按上级通知统一组织护士首次执业注册和延续注册(在注册期满前30天),对《中华人民共和国护士执业证书》进行集体校验注册。

(2)护理部协助人事部门审核招聘护士的身份证、毕业文凭、《中华人民共和国护士执业证书》。

(3)护理部负责审核进修护士的身份证、毕业文凭、《中华人民共和国护士执业证书》。

(4)护理部为转入护士及时办理变更执业注册,在有效变更注册前不得在临床单独值班。

(5)实习护士、进修护士、未取得《中华人民共和国护士执业证书》并有效注册的新护士不能单独工作,必须在执业护士的指导下进行护理工作。

(6)护理部对资质审核不合格的护士,书面通知相关人员,确保做到依法执业。

(7)按"各级护士考核制度"进行定期考核,考核合格方可注册。

(8)护士长严格执行上述规范,加强依法执业管理。

九、护理质量管理制度

(1)建立护理质量安全管理委员会,在分管院长及护理部主任的领导下进行工作,成立三级护理质量控制组织,负责全院的护理质量监督、检查与评价,指导护理质量持续改进工作。

(2)依据相关法律法规和卫生行政相关规范和常规,修订完善医院护理质量管理标准、规章制度、护理不良事件等管理制度。

(3)定期监督、检查各项护理规章制度、岗位职责、护理常规、操作规程落实情况，发现问题及时纠正。

(4)检查形式采取综合检查、重点检查、专项检查、夜班检查等。

(5)护理质量控制要求。①全院各病区每月检查不得少于 1 次，有整改措施、有记录。②根据护理工作要求，制订和完善患者对护理工作满意度调查表，每季度满意度调查 1 次，每个病区 5 张调查表。③按照《临床护理实践指南》进行护士的培训和考核，每年急救技术(CPR)操作培训，要求人人参训并掌握。

(6)对患者及家属的投诉、纠纷及护理安全隐患，做到三不放过(事件未调查清楚不放过，当事人未受教育不放过，整改措施未落实不放过)。对问题要调查核实讨论分析，提出改进措施和投诉反馈。

(7)每月汇总各类质控检查结果，作为护理部和科室质量改进的参考依据，存在问题作为次月质控考核的重点，年终质控结果与科室护理工作奖惩挂钩。

(8)护理不良事件管理登记完整，及时上报汇总，定期组织讨论，提出预防和改进措施。

(9)强化对全院护士的质量管理教育，树立质量管理意识，参与质量管理，定期进行护理安全警示教育。

十、重点科室、重点环节护理管理制度

(一)重点科室护理管理制度

(1)重点科室包括重症医学科、急诊科、产房、血液透析室、手术室、供应室。

(2)根据相关要求，制订各重点科室的护理质量管理考评标准。

(3)科护士长严格按照质量标准的各项要求管理、督导护理工作。

(4)护理质量管理委员会对上述科室的护理工作进行重点检查。

(二)重点环节护理管理制度

(1)重点环节包括以下内容。①重点环节：患者交接、患者信息的正确标识、药品管理、围术期管理、患者管道管理、压疮预防、患者跌倒/坠床、有创护理操作、医护衔接。②重点时段：中班、夜班、连班、节假日、工作繁忙时。③重点患者：疑难危重患者、新入院患者、手术患者、老年患者、接受特殊检查和治疗的患者、有自杀倾向的患者。④重点员工：护理骨干、新护士、进修护士、实习护士、近期遭遇生活事件的护士。

(2)落实组织管理：护士长应组织有关人员加强重点时段的交接班管理和人员管理，根据病房的具体情况，科学合理安排人力，对重点时段的工作、人员、工作衔接要有明确具体的要求，并在排班中体现。

(3)落实制度:严格执行各项医疗护理制度,护理操作规程。

(4)落实措施:病房针对重点环节,结合本病房的工作特点,提出并落实具体有效的护理管理措施,保证患者的护理安全。

(5)落实人力:根据护士的能力和经验,有针对性地安排重点患者的护理工作,及时检查和评价护理效果,加强对重点患者的交接、查对和病情观察,并体现在护理记录中。

(6)控制重点员工,工作职责有明确具体的要求,并安排专人管理。

十一、抢救及特殊事件报告制度

各科室进行重大抢救及特殊病例的抢救治疗时,应及时向医院有关部门及院领导报告。

(一)需报告的重大抢救及特殊病例

(1)涉及灾害事故、突发事件所致死亡 3 人及以上,或同时伤亡 6 人及以上的重大抢救。

(2)知名人士、保健对象、外籍、境外人士的抢救,本院职工的病危及抢救。

(3)涉及有医疗纠纷或严重并发症患者的抢救。

(4)特殊危重病例的抢救。

(5)大型活动或其他特殊情况中出现的患者。

(6)突发甲类或乙类传染病及新传染病患者。

(二)应报告的内容

(1)灾害事故、突发事件的发生时间、地点、伤亡人数、分类及联络方式,伤病亡人员的姓名、年龄、性别、致伤、病亡的原因,伤者的伤情、病情,采取的抢救措施等。

(2)大型活动和特殊情况中发生的患者姓名、年龄、性别、诊断、病情、预后及采取的医疗措施等。

(3)特殊病例患者姓名、性别、年龄、诊断、治疗抢救措施、目前情况、预后等。

(三)报告程序及时限

(1)参加院前、急诊及住院患者抢救的医务人员向医务部(处)、护理部报告,参加门诊抢救的医务人员向门诊部报告,节假日、夜间向院总值班报告。在口头或电话报告的同时,特殊情况应填报书面报告单在 24 小时内上交医务部和护理部。

(2)医务部(处)、护理部、门诊部、院总值班接到报告后,应及时向院领导报告。

十二、护理投诉管理制度

(1)在护理工作中,因服务态度、服务质量、技术操作出现的护理失误或缺陷,引起患者或家属不满,以书面或口头方式反映到护理部或有关部门的意见,均为护理投诉。

(2)护理投诉管理制度健全,有专人接待投诉者,使患者及家属有机会陈诉自己的观点,并做好投诉记录。

(3)接待投诉时要认真倾听投诉者意见,并做好解释说明工作,避免引发新的冲突。

(4)护理部设有护理投诉专项记录本,记录事件发生的时间、地点、人员、原因,分析和处理经过及整改措施。

(5)护理部接到护理投诉后,调查核实,应及时反馈给有关科室的护士长。科室应认真分析事发原因,总结经验,接受教训,提出整改措施。

(6)投诉经核实后,护理部可根据事件情节严重程度,给予当事人相应的处理。①给予当事人批评教育。②当事人认真做书面检查,并在护理部或护士长处备案。③向投诉者诚意道歉,取得谅解。④根据情节严重程度给予处罚。

(7)对护理投诉,进行调查、分析并制订相应措施,要及时在护士长会议通报,减少投诉、纠纷的发生。

十三、护理不良事件报告及管理制度

护理不良事件是指医院对住院患者、孕妇及新生儿,由于护理不周,直接或间接导致患者受伤、昏迷,甚至死亡等事件。

(1)护理不良事件包括护理差错、护理事故、在院跌倒、坠床、护理并发症、护理投诉及其他意外或突发事件。

(2)主动及时报告:凡发生护理不良事件,当事人或者知情人应立即主动向科室领导或护士长报告,护士长向护理部报告,护理部及时上报医院领导。发生严重差错逐级上报不得超过24 小时。

(3)护理部接到护理投诉,应热情接待,认真调查、尊重事实、耐心沟通、端正处理态度,避免引发新的冲突。调查核实后,应及时向有关科室的护士长进行反馈。

(4)及时补救:对护理不良事件采取积极有效的补救措施,将问题及对患者造成的不良后果降到最低限度,并立即报告医师及时抢救、启动应急预案及时处理。

(5)调查分析:发生护理不良事件,护理部应组织有关人员了解情况,核对事实,同时指导科室确定不良事件的性质及等级,找出原因,进行分析,上报书面材料。

(6)按规定处理:对护理不良事件,应根据医院有关规定进行处理,以事实为依据,客观、公正地按护理不良事件的判定标准评定处理,既要考虑到造成的影响及后果,又要注意保护当事护理人员。护理事故由医院医疗事故技术鉴定委员会定性或由医学会组织专家鉴定。

(7)吸取教训:护理不良事件的处理不是最终目的,关键是吸取教训,将防范重点放在预防同类事件的重复发生上。应视情节及后果,对当事人进行批评教育,召开会议。对事件的原因与性质进行分析、讨论,吸取经验教训,提出处理和改进措施,不断提高护理工作质量。

(8)发生护理不良事件的各种有关记录,检验报告、药品、器械等均应妥善保管,不得擅自涂改、销毁,必要时封存,以备鉴定。

(9)各科室及护理部如实登记各类护理不良事件,护理部指定专人负责护理不良事件的登记,详细记录不良事件发生的原因、性质,当事人的态度,处理结果及改进措施等。

(10)执行非惩罚性护理不良事件主动报告制度,并积极鼓励上报未造成不良后果但存在安全隐患的事件以及有效杜绝差错的事例。对主动报告、改进落实有成效的科室及护士长,在当月护士长会上给予口头表扬,并对不良事件进行分析、总结。对主动报告的当事人按事件性质给予奖励 50～100 元。如不按规定报告、有意隐瞒已发生的护理不良事件,经查实,视情节轻重严肃处理。

十四、紧急状态护理人员调配制度

(1)护理部、科室有护理人员紧急调配方案,担任紧急任务的人员需保持联络通畅。

(2)突发事件发生时,护理部、科室依照情况需要,统一组织调配。夜间、节假日由科室值班护士立即向医院总值班和病区护士长报告,总值班根据情况统一组织调配。

(3)院内、外重大抢救时,正常工作时间由护理部统一调配人员;夜间、节假日听从院总值班和护理部统一调配,同时向科护士长、病区护士长通报。护理部、科护士长或护士长接报后立即妥善安排工作。

(4)在岗护理人员有突发情况不能工作时,首先通知该病区护士长,安排人员到岗。病区有困难时,应逐级向科护士长、护理部汇报,由上级部门协调解决。

(5)病事假原则上应先请假或持有相关部门的有效假条作凭证。如遇临时特殊情况急需请假有书面报告,应立即向病区护士长报告,病区内安排有困难可逐级请科护士长、护理部协调解决,等待替换人员到岗后方可离开。

十五、护理人员培训与考核制度

(一)岗前培训制度

新护士必须进行岗前培训。由护理部负责组织护理专业相关内容培训。

(二)在岗培训与考核制度

(1)每年对各级护士要制订护理培训考核计划,包括基础理论、基本操作、基本技能、专科技能、新业务技术及应急处置技能培训。由护理部组织实施。

(2)要求护士参训率、考核合格率达标。

(3)根据专科发展需要,有计划选送护士进修学习。

(4)护理部每月组织业务授课,科室每月组织业务学习。

(5)组织继续护理学教育,完成年度规定学分,考核登记归档。

十六、护理人员技术档案管理制度

(1)护理人员技术档案由护理部指定专人管理,负责收集资料、整理、登记和档案保管工作,档案用专柜存放并上锁。

(2)档案内容包括护士的一般资料(姓名、年龄、婚否、性别、家庭地址和电话号码、学历、职称、职务、毕业学校、毕业时间、执业注册、论文发表、科研、晋升时间等)、护士年度行为评价资料、继续教育情况及一些特殊情况记录。

(3)技术档案登记完善、准确,不得随意涂改、伪造或遗失,保管者调动工作时应及时移交,并有记录。

(4)每年核对补充整理档案,发现问题及时解决。

(5)技术档案不得外借,以确保档案保密性。

第三节　护理人员培训

一、护理人员培训的目的与功能

(一)护理人员培训的目的

1.角色转变需要

帮助护理人员了解医院宗旨、文化、价值观和发展目标,增进护理人员对组织的认同感和归属感，尽快适应角色。

2.满足工作需要

学校教育主要是完成基础教育和基本专业技术教育，毕业时所拥有的仅仅为基础理论知识与技能操作方法。进入医院护理岗位后将从事的工作大多数则是专业性较强的理论知识与技能，所以必须对他们进行相应的培训。

3.适应发展需要

随着社会、经济、医学科学技术和教育的发展，只有通过接受培训，才能顺应发展的需要，不断转变观念，更新知识，提高技能，发展能力。

4.提升素质需要

培训可以促使具有不同价值观、信念、工作习惯的护理人员，按照社会、市场、岗位及管理的要求，形成统一、团结、和谐的工作团队和饱满的精神状态，提升护理人员整体素质，提高工作效率，创造优质护理服务质量。

(二)护理人员培训的功能

(1)掌握工作基本方法：通过培训，使新上岗的护理人员或调到新岗位的护理人员尽快进入工作角色，掌握工作基本方法，履行角色职责。

(2)理解护理工作宗旨：通过培训，帮助护理人员理解组织和护理工作的宗旨、价值观和发展目标，提高和增进护理人员对组织的认同感和归属感。

(3)改善护理工作态度：通过培训，强化护理人员的职业素质，为创造优质护理服务质量奠定基础。

(4)制订职业生涯规划：通过培训，协助护理人员结合自身特点制订职业生涯发展规划，使护理人员在完成各项护理工作的同时有意识地关注自身的发展，自觉地提高个人素质，最大限度地发展个人潜能。

(5)在注重对个体培训的同时，有计划地进行护理人力资源团队的建设，以利于护理工作的顺利开展，有效优化护理质量，保障护理人力资源的可持续发展。

二、护理人员培训的程序

目前的护理人员培训程序一般由3个阶段组成：培训前准备阶段、培训中实施阶段和培训后评价阶段。

(一)培训前准备阶段

培训前准备阶段主要是进行培训需求分析、培训前测试和确立培训目标。培训需求分析是从医院发展、工作岗位需求及护理人员个人要求3个方面考虑。培训需求分析是确立培训目标、制订培训计划和评价培训效果的依据。

(二)培训中实施阶段

在确定培训需求的基础上，培训者要根据目标制订出相应的培训计划。培训计划包括培训内容、时间安排、培训方法、学习形式、培训制度、受训人员和培训人员及必要的经费预算等内容。培训内容的选择应体现学习目标，既要考虑培训的系统性，也要考虑培训的可行性、适宜性；培训人员的选择要注重资格(教师本身的专业性)和责任心；培训方法与学习形式的选择应根据培训的目标、医院条件和岗位需求综合考虑。

(三)培训后评价阶段

培训评价是保证培训效果的重要一环，其主要包括4个步骤。

1.确立评价目标

以目标为基础确立评价标准，标准应具体、可操作、符合培训计划。

2.控制培训过程

控制培训过程是指培训过程中不断根据目标、标准和受训者的特点，矫正培训方法和控制培训进程。培训过程中注意观察，及时了解培训情况，及时获得培训过程中的信息，矫正偏差，保证培训取得预期效果。

3.评价培训效果

评价培训效果包括培训效果的评价和培训经费使用的审核两个方面，常用的评价方法如下。

(1)书面评估表评价课堂理论培训效果。

(2)小组讨论形式评价，让受训者讲述学习收获和对培训的建议。

(3)相关试卷测试及技能考核。

(4)岗位实际工作考核，观察受训者在工作中使用新知识、新技能的情况。

(5)问卷调查，通过问卷比较受训者培训前后的工作表现。

培训经费使用的审核包括培训费用支出的有效性、可控性及合理性。

4.迁移评价效果

迁移评价效果是指把培训的效果应用于临床护理工作中，促进临床护理工作的优质化。

三、护理人员培训的形式和方法

(一)培训形式

1.岗前培训

岗前培训是使新员工熟悉组织，适应环境和岗位的过程。对刚进入工作单位的护士来说，最重要的是学会如何去做自己的工作，以及保持与自己角色相适应的行为方式。岗前培训能帮助新护士放弃自己与组织要求不相适应的理念、价值观和行为方式，以便尽快地适应新组织的要求、工作准则和工作方法。岗前培训首先要使新护士在和谐的气氛中融入工作环境，为以后的工作打下良好的基础。其次，要使护士了解医院的组织文化、经营思想和发展目标，帮助护士熟悉胜任工作的必要知识技能和职业道德规范，了解医院和护理系统的有关政策、规章制度和运转程序，熟悉岗位职责和工作环境。

2.脱产培训

脱产培训是根据医院护理工作的实际需要选派不同层次的护理骨干，集中时间离开工作岗位，到专门的学校、研究机构或其他培训机构进行学习或接受教育。这种培训可以系统地学习相关理论，因此，对提高培训人员的素质和专业能力具有积极影响。脱产培训包括短期或长期脱产学习、学历教育和新技能培训等形式。

3.在职培训

在职培训是指护理人员边工作边接受指导、教育的学习过程。这种培训方法多采用导师制，即由高年资护士向低年资护士传送知识和技能的过程。这种指导关系不仅体现在操作技能方面，同时，在价值观的形成、人际关系的建立以及合作精神培养等方面都具有指导意义。

培训的安排有集中式、分散式、集中与分散相结合 3 种。集中式是由护理部统一安排所有新护士参加护理部组织的培训；分散式则由各临床科室护士长组织相应的临床师资，对进入本科室的新护士进行针对性的专科培训。集中与分散相结合则兼有上述两种形式。

(二)培训的方法

(1)讲授法是一种以教师讲解为主的知识传授方法。通过教学人员的讲解可帮助学员理解有一定难度的知识，并且可同时对数量较多的护理人员进行培训。讲授法培训也可以结合案例分析进行讨论。可用于职业道德、规章制度、专科护理技术、护士礼仪等培训。

(2)演示法是借助实物和教具，通过操作示范，使学员了解某项操作的完成步骤的一种教学方法，如心肺复苏术，呼吸机、监护仪、输液泵的使用等内容。演示法能激发学习者的学习兴趣，有利于加深对学习内容的理解。也可通过运用光盘、录像带、幻灯片等教具介绍医院的发展情况、医院环境、组织规模等，进行护士职业道德、行为规范、基础护理操作技术等教育。

(3)案例分析法是通过观察和分析，让学员针对案例提出问题并找出解决问题方法的一种教学方法。案例分析法可以培养学员观察问题、分析问题和解决护理问题的实际能力。

(4)讨论法是一种通过学员之间的讨论来加深对知识的理解、掌握和应用，并能解决疑难问题的培训方法。讨论法有利于知识和经验的交流，促使受训者积极思考，从而锻炼和培养实际工作能力。

(5)研讨会是以学员感兴趣的题目为主，进行有特色的演讲，并发放相关材料，引导学习者讨论的培训方法。研讨会需要合适的场地，对参会人员数量和时间也有一定要求，这些因素都限制了研讨会的举行。其适合在学校、研究机构或其他培训机构进行。

(6)其他方法：视听和多媒体教学法、角色扮演等方法均可选择性地运用于护理人员的培训教育。计算机网络技术的发展、远程教育手段等技术的应用，为提高护理人员的培训质量提供了更加广阔的前景。

(三)培训的内容

(1)公共部分由护理部制订培训计划并组织实施，一般为1～2周。公共部分包括医院简介、医院环境、医院组织体系、有关规章制度、职业道德、护士礼仪与行为要求、有关法律法规及护理纠纷的防范、基本护理技术、急救技术(如心肺复苏)、院内感染预防、护理文书书写等，有些医院还组织新护士的授帽仪式。

(2)专科部分由各临床科室分别制订计划并逐项落实，普通科室为3～4周，ICU、CCU、急诊科一般为6～8周。专科部分包括熟悉本科室环境、人员结构、各类人员职责、各班工作要求、质量控制标准等，以及本科室常见病和常见急症的主要临床表现、治疗(救治)原则及护理措施、主要专科检查和特殊诊疗技术的临床应用及主要护理措施(如各种造影检查、心电监护、呼吸机的应用)等。

(四)培训的考核

(1)公共部分由护理部统一组织安排，分为理论和技能两部分，理论部分包括有关规章制度、职业道德、护士礼仪与行为要求、有关法律法规及护理纠纷的防范、护理文书书写等内容；技能部分为主要基础护理操作技术、护士礼仪及语言的考核。

(2)专科部分由各专科护士长组织有关临床师资负责，以理论考试为主，包括护士的职责、各班工作要求、本科室常见病和常见急症的临床表现、治疗(救治)原则及护理措施、专科主要检查和特殊诊疗技术的临床应用及护理(如各种造影检查、心电监护、呼吸机的应用)等。

(五)继续护理学教育

继续护理学教育是继护士的规范化培训之后,以学习新理论、新知识、新技术和新方法为主的一种终生性护理学教育。继续护理学教育主要内容包括学术会议、专题讲座、调研考察报告、护理疑难病例讨论会、技术操作示教、专题培训班等,一般以短期和业余学习为主。

1.学分授予

继续护理学教育实行学分制,分为Ⅰ类学分和Ⅱ类学分。

2.学分制管理

继续护理学教育实行学分制,可按照《继续医学教育学分授予试行办法》执行。护理人员继续教育学分制要求护理技术人员每年参加经认可的继续护理学教育活动的最低学分为25学分,其中Ⅰ类学分须达到3～10学分,Ⅱ类学分须达到15～22学分。省、自治区、直辖市级医院的主管护师及其以上人员5年内必须获得国家级继续护理学教育项目授予5～10学分。护理技术人员在任期内每年须修满25学分以上(包括25学分),才能再次注册、聘任及晋升。

第四节　病区护理管理

一、病区的设置和布局

每个病区设有病室、危重病室、抢救室、治疗室、护士办公室、医师办公室、配膳室、盥洗室、浴室、库房、洗涤间、厕所及医护休息室和示教室等,有条件时应设置学习室、娱乐室、会客室和健身室。

二、病区的环境管理

医院的物理环境有以下几方面。

(一)空间

为了保证患者有适当的活动空间,以及方便治疗和护理,病床之间的距离不得少于1 m。床与床之间应有围帘,必要时进行遮挡,保护患者隐私。

（二）室温

一般来说，保持 18～20 ℃的室温较为适宜。新生儿及老年人，维持室温在 22～24 ℃为宜。

（三）湿度

湿度为空气中含水分的程度，一般指相对湿度。病室相对湿度一般以 50%～60%为宜，湿度过高或过低时，均对患者不利。

（四）光线

病室采光分为自然光源及人工光源两种。充足的光线有利于观察患者、进行诊疗和护理工作。普通病室除有吊灯外，还应有床头灯、地灯装置，既能保证患者自用和夜间巡视时进行工作，又不影响患者的睡眠。此外，还应备有一定数量的鹅颈灯，以适应不同角度的照明，为特殊诊疗提供方便。

（五）音响

音响是指声音存在的情况。根据世界卫生组织（WHO）规定噪声的标准，白天医院较为理想的噪声强度应维持在 35～45 dB。护理人员在说话、行走和工作时尽量做到“四轻”，同时要向患者及家属宣传保持病室安静的重要性，共同为患者创造一个良好的休养环境。在杜绝噪声的同时，也应避免绝对的寂静。

（六）通风

通风换气可使室内空气与外界空气交换，增加氧含量，降低二氧化碳在空气中的浓度，以保持室内空气新鲜，通风还能调节室内的温度和相对湿度，刺激皮肤血液循环，促进汗液的蒸发和热量的散失，增加患者的舒适感。一般情况下，开窗通风 30 分钟即可达到置换室内空气的目的。通风时注意保护遮挡患者，避免直接吹风导致感冒，冬季通风时要注意保暖。

（七）装饰

病室布置应以简洁美观为主，有条件的医院可以根据各病室的不同需求来设计和配备不同颜色，并应用各式图画、各种颜色的窗帘、被单等来布置病室，这样不仅使人感觉身心舒适，还可产生特殊的治疗效果。一般病室上方墙壁可涂白色，下方可涂浅蓝色。病室的走廊可适当摆放一些绿色植物、花卉盆景等以美化病室环境，增添生机。

医院是社会的一个组成部分，也是就诊患者集中的场所。患者住院后对接触的人员、院规、陈设、声音及气味等会感到陌生和不习惯，以致产生一些不良的心理反应。所以，认真评估患者心理、社会方面的需求并予以满足，帮助患者建立和维持良好的人际关系，消除其不良的心理反应，使其尽快适应医院的社会文化环境是护士的基本职责之一。

医院常见不安全因素包括物理性损伤、化学性损伤、生物性损伤、心理性损伤、医源性损伤等，护士需随时对威胁患者安全的环境保持警觉，并及时给予妥善处理。

第三章 呼吸内科护理

第一节 急性上呼吸道感染

一、概述

(一)疾病概述

急性上呼吸道感染简称上感,为外鼻孔至环状软骨下缘包括鼻腔、咽或喉部急性炎症的概称,主要病原体是病毒,少数是细菌,免疫功能低下者易感。本病通常病情较轻、病程短、可自愈,预后良好。但由于发病率高,不仅影响工作和生活,有时还可伴有严重并发症,并具有一定的传染性,应积极防治。

本病多发于冬春季节,多为散发,且可在气候突变时小规模流行,主要通过患者打喷嚏和含有病毒的飞沫经空气传播,或经污染的手和用具接触传播。可引起上感的病原体大多为自然界中广泛存在的多种类型病毒,同时健康人群也可携带,且人体对其感染后产生的免疫力较弱、短暂,病毒间也无交叉免疫,故可反复发病。

(二)相关病理生理

组织学上可无明显病理改变,亦可出现上皮细胞的破坏。本病可有炎症因子参与发病,使上呼吸道黏膜血管充血和分泌物增多,伴单核细胞浸润,浆液性及黏液性炎性渗出。继发细菌感染者可有中性粒细胞浸润及脓性分泌物。

(三)急性上呼吸道感染的病因与诱因

1.基本病因

急性上感70%～80%由病毒引起，包括鼻病毒、冠状病毒、腺病毒、流感和副流感病毒，以及呼吸道合胞病毒、埃可病毒和柯萨奇病毒等。另有20%～30%的上感由细菌引起，可单纯发生或继发于病毒感染之后发生，以口腔定植菌溶血性链球菌为多见，其次为流感嗜血杆菌、肺炎链球菌和金黄色葡萄球菌等，偶见革兰阴性杆菌。

2.常见诱因

淋雨、受凉、气候突变、过度劳累等可降低呼吸道局部防御功能，致使原存的病毒或细菌迅速繁殖，或者直接接触含有病原体的患者喷嚏、空气、污染的手和用具诱发本病。老幼体弱，免疫功能低下或有慢性呼吸道疾病如鼻窦炎、扁桃体炎者更易发病。

(四)临床表现

临床表现有以下几种类型。

1.普通感冒

普通感冒俗称“伤风”，又称急性鼻炎或上呼吸道卡他，由病毒感染引起。其起病较急，主要表现为鼻部症状，如打喷嚏、鼻塞、流清水样鼻涕，也可表现为咳嗽、咽干、咽痒或烧灼感甚至鼻后滴漏感。咽干、咳嗽和鼻后滴漏与病毒诱发的炎症介质导致的上呼吸道传入神经高敏状态有关。2～3天后鼻涕变稠，可伴咽痛、头痛、流泪、味觉迟钝、呼吸不畅、声嘶等，有时由于咽鼓管炎致听力减退，严重者有发热、轻度畏寒和头痛等。体检可见鼻腔黏膜充血、水肿、有分泌物，咽部可为轻度充血。一般经5～7天痊愈，伴并发症者可致病程迁延。

2.急性病毒性咽炎和喉炎

急性病毒性咽炎和喉炎由鼻病毒、腺病毒、流感病毒、副流感病毒及肠病毒、呼吸道合胞病毒等引起，临床表现为咽痒和灼热感，咽痛不明显，咳嗽少见。急性喉炎多为流感病毒、副流感病毒及腺病毒等引起，临床表现为明显声嘶、讲话困难，可有发热、咽痛或咳嗽，咳嗽时咽喉疼痛加重。体检可见喉部充血、水肿，局部淋巴结轻度肿大和触痛，有时可闻及喉部的喘息声。

3.急性疱疹性咽峡炎

急性疱疹性咽峡炎多由柯萨奇病毒A引起，表现为明显咽痛、发热，病程约为一周。查体可见咽部充血，软腭、腭垂、咽及扁桃体表面有灰白色疱疹及浅表溃疡，周围伴红晕。其多发于夏季，多见于儿童，偶见于成人。

4.急性咽结膜炎

急性咽结膜炎主要由腺病毒、柯萨奇病毒等引起，表现为发热、咽痛、畏光、流泪、咽及结膜明显充血。病程 4～6 天，多发于夏季，由游泳传播，儿童多见。

5.急性咽扁桃体炎

病原体多为溶血性链球菌，其次为流感嗜血杆菌、肺炎链球菌、葡萄球菌等引起。其起病急，咽痛明显，伴发热、畏寒，体温可达 39 ℃以上。查体可发现咽部明显充血，扁桃体肿大、充血，表面有黄色脓性分泌物，有时伴有颌下淋巴结肿大、压痛，而肺部查体无异常体征。

（五）辅助检查

1.血液学检查

因多为病毒性感染，白细胞计数常正常或偏低，伴淋巴细胞比例升高。细菌感染者可有白细胞计数与中性粒细胞数增多和核左移现象。

2.病原学检查

因病毒类型繁多，且明确类型对治疗无明显帮助，一般无须明确病原学检查，需要时可用免疫荧光法、酶联免疫吸附法、血清学诊断或病毒分离鉴定等方法确定病毒的类型。细菌培养可判断细菌类型并做药物敏感试验以指导临床用药。

（六）主要治疗原则

由于目前尚无特效抗病毒药物，以对症处理为主，同时戒烟、注意休息、多饮水、保持室内空气流通和防治继发细菌感染。对有急性咳嗽、鼻后滴漏和咽干症状的患者应给予伪麻黄碱治疗以减轻鼻部充血，也可局部滴鼻应用，必要时适当加用解热镇痛类药物。

（七）药物治疗

1.抗菌药物治疗

目前已明确普通感冒无须使用抗菌药物。除非有白细胞计数升高、咽部脓苔、咯黄痰和流鼻涕等细菌感染证据，根据当地流行病学史和经验用药，可选口服青霉素、第一代头孢菌素、大环内酯类或喹诺酮类。

2.抗病毒药物治疗

由于目前有滥用造成流感病毒耐药现象，所以如无发热，免疫功能正常，发病超过 2 天一般无须应用。对于免疫缺陷患者，可早期常规使用。利巴韦林和奥司他韦有较广的抗病毒谱,对流感病毒、副流感病毒和呼吸道合胞病毒等有较强的抑制作用,可缩短病程。

二、护理评估

(一)病因评估

主要评估患者健康史和发病史,是否有受凉感冒史。对流行性感冒者,应详细询问患者及家属的流行病史,以有效控制疾病进展。

(二)一般评估

1.生命体征

患者体温可正常或发热,有无呼吸频率加快或节律异常。

2.患者主诉

有无鼻塞、流涕、咽干、咽痒、咽痛、畏寒、发热、咳嗽、咳痰、声嘶、畏光、流泪、眼痛等症状。

3.相关记录

体温,痰液颜色、性状和量等记录结果。

(三)身体评估

1.视诊

咽喉部有无充血;鼻腔黏膜有无充血、水肿及分泌物情况;扁桃体有无充血、肿大(肿大扁桃体的分度),有无黄色脓性分泌物;眼结膜有无充血等情况。

2.触诊

有无颌下、耳后等头颈部部位浅表淋巴结肿大,肿大淋巴结有无触痛。

3.听诊

有无异常呼吸音,双肺有无干、湿啰音。

(四)心理-社会评估

患者在疾病治疗过程中的心理反应与需求,家庭及社会支持情况,引导患者正确配合疾病的治疗与护理。

(五)辅助检查结果评估

1.血常规检查

有无白细胞计数降低或升高,有无淋巴细胞比值升高,有无中性粒细胞增多及核左移等。

2.胸部 X 线检查

有无肺纹理增粗、炎性浸润影等。

3.痰培养

有无细菌生长,药敏试验结果如何。

(六)治疗常用药效果的评估

对于呼吸道病毒感染,尚无特异的治疗药物。本病一般以对症处理为主,辅以中医治疗,并防治继发细菌感染。

三、主要护理诊断/问题

(一)舒适受损

鼻塞、流涕、咽痛、头痛与病毒、细菌感染有关。

(二)体温过高

体温过高与病毒、细菌感染有关。

四、护理措施

(一)病情观察

观察生命体征及主要症状,尤其是体温、咽痛、咳嗽等的变化。高热者联合使用物理降温与药物降温,并及时更换汗湿衣物。

(二)环境与休息

保持室内温、湿度适宜和空气流通,症状轻者应适当休息,病情重者或年老者卧床休息为主。

(三)饮食

选择清淡、富含维生素、易消化的食物,并保证足够热量。发热者应适当增加饮水量。

(四)口腔护理

进食后漱口或按时给予口腔护理,防止口腔感染。

(五)防止交叉感染

注意隔离患者,减少探视,以避免交叉感染。指导患者咳嗽时应避免对着他人。患者使用过的餐具、痰盂等用品应按规定及时消毒。

(六)用药护理

遵医嘱用药且注意观察药物的不良反应。为减轻马来酸氯苯那敏或苯海拉明等抗过敏药的头晕、嗜睡等不良反应，宜指导患者在临睡前服用，并告知驾驶员和高空作业者应避免使用。

（七）健康教育

1.疾病预防指导

生活规律、劳逸结合、坚持规律且适当的体育运动，以增强体质，提高抗寒能力和机体的抵抗力。保持室内空气流通，避免受凉、过度疲劳等感染的诱发因素。在高发季节少去人群密集的公共场所。

2.疾病知识指导

指导患者采取适当的措施避免疾病传播，防止交叉感染。患病期间注意休息，多饮水并遵医嘱用药。

3.预防感染的措施

注意保暖，防止受凉，尤其是要避免呼吸道感染。

4.就诊的指标

告诉患者如果出现下列情况应及时到医院就诊。

（1）经药物治疗症状不缓解。

（2）出现耳鸣、耳痛、外耳道流脓等中耳炎症状。

（3）恢复期出现胸闷、心悸、眼睑水肿、腰酸或关节疼痛。

五、护理效果评估

（1）患者自觉症状好转（鼻塞、流涕、咽部不适感、发热、咳嗽咳痰等症状减轻）。

（2）患者体温恢复正常。

（3）身体评估。①视诊：患者咽喉部充血减轻；鼻腔黏膜充血、水肿减轻情况；扁桃体无充血，肿大程度减轻，无脓性分泌物；眼结膜无充血等情况。②听诊：患者无异常呼吸音；双肺无干、湿啰音。

第二节 急性气管-支气管炎

一、概述

（一）疾病概述

急性气管-支气管炎是由生物、物理、化学刺激或过敏等因素引起的急性气管-支气管黏膜炎症，多为散发，无流行倾向，年老体弱者易感。本病临床症状主要为咳嗽和咳痰，常发生于寒冷季节或气候突变时，也可由急性上呼吸道感染迁延不愈所致。

(二)相关病理生理

由病原体、吸入冷空气、粉尘、刺激性气体或因吸入致敏原引起气管-支气管急性炎症反应。其共同的病理表现为气管、支气管黏膜充血水肿，淋巴细胞和中性粒细胞浸润；同时可伴纤毛上皮细胞损伤，脱落；黏液腺体肥大增生。合并细菌感染时，分泌物呈脓性。

(三)急性气管-支气管炎的病因与诱因

病原体导致的感染是最主要病因，过度劳累、受凉、年老体弱是常见诱因。

1.病原体

病原体与上呼吸道感染类似。常见病毒为腺病毒、流感病毒(甲、乙)、冠状病毒、鼻病毒、单纯疱疹病毒、呼吸道合胞病毒和副流感病毒。常见细菌为流感嗜血杆菌、肺炎链球菌、卡他莫拉菌等，近年来衣原体和支原体感染明显增加，在病毒感染的基础上继发细菌感染亦较多见。

2.物理、化学因素

冷空气、粉尘、刺激性气体或烟雾(如二氧化硫、二氧化氮、氨气、氯气等)的吸入，均可刺激气管-支气管黏膜引起急性损伤和炎症反应。

3.变态反应

常见的吸入致敏原包括花粉、有机粉尘、真菌孢子、动物毛皮排泄物；或对细菌蛋白质的过敏，钩虫、蛔虫的幼虫在肺内的移行均可引起气管-支气管急性炎症反应。

(四)临床表现

临床主要表现为咳嗽咳痰。本病一般起病较急，通常全身症状较轻，可有发热。初为干咳或少量黏液痰，随后痰量增多，咳嗽加剧，偶伴血痰。咳嗽、咳痰可延续 2～3 周，如迁延不愈，可演变成慢性支气管炎。伴支气管痉挛时，可出现程度不等的胸闷气促。

(五)辅助检查

1.血液检查

病毒感染时，血常规检查白细胞计数多正常；细菌感染较重时，白细胞计数和中性粒细胞计数增高。血沉检查可有血沉快。

2.胸部X线检查

胸部X线检查多无异常或仅有肺纹理的增粗。

3.痰培养

细菌或支原体衣原体感染时，可明确病原体；药物敏感试验可指导临床用药。

(六)治疗要点

1.对症治疗

咳嗽无痰或少痰，可用右美沙芬、喷托维林镇咳。咳嗽有痰而不易咳出，可选用盐酸氨溴索、溴己新，桃金娘油提取物化痰，也可雾化帮助祛痰。较为常用的为兼顾止咳和化痰的棕色合剂，也可选用中成药止咳祛痰。发生支气管痉挛时，可用平喘药如茶碱类、β_2受体激动剂等。发热可用解热镇痛药对症处理。

2.抗菌药物治疗

抗菌药物在有细菌感染证据时应及时使用，可以首选新大环内酯类、青霉素类，亦可选用头孢菌素类或喹诺酮类等药物。多数患者口服抗菌药物即可，症状较重者可经肌内注射或静脉滴注给药，少数患者需要根据病原体培养结果指导用药。

3.一般治疗

多休息，多饮水，避免劳累。

二、护理评估

(一)病因评估

主要评估患者健康史和发病史，近期是否有受凉、劳累，是否有粉尘过敏史，是否有吸入冷空气或刺激性气体史。

(二)一般评估

1.生命体征

患者体温可正常或发热，有无呼吸频率加快或节律异常。

2.患者主诉

有无发热、咳嗽、咳痰、喘息等症状。

3.相关记录

体温，痰液颜色、性状和量等情况。

(三)身体评估

听诊有无异常呼吸音;有无双肺呼吸音变粗,两肺可否闻及散在的干、湿啰音,湿啰音部位是否固定,咳嗽后湿啰音是否减少或消失,有无闻及哮鸣音。

(四)心理-社会评估

患者在疾病治疗过程中的心理反应与需求,家庭及社会支持情况,引导患者正确配合疾病的治疗与护理。

(五)辅助检查结果评估

1.血液检查

有无白细胞总数和中性粒细胞百分比升高,有无血沉加快。

2.胸部 X 线检查

有无肺纹理增粗。

3.痰培养

有无致病菌生长,药敏试验结果如何。

(六)治疗常用药效果的评估

1.应用抗生素的评估要点

(1)记录每次给药的时间与次数,评估有无按时、按量给药,是否足疗程。

(2)评估用药后患者发热、咳嗽、咳痰等症状有否缓解。

(3)评估用药后患者是否出现皮疹、呼吸困难等变态反应。

(4)评估用药后患者有无较明显的恶心、呕吐、腹泻等不良反应。

2.应用止咳祛痰剂效果的评估

(1)记录每次给药的时间与药量。

(2)评估用祛痰剂后患者痰液是否变稀,是否较易咳出。

(3)评估用止咳药后,患者咳嗽频繁是否减轻,夜间睡眠是否改善。

3.应用平喘药后效果的评估

(1)记录每次给药的时间与量。

(2)评估用药后,患者呼吸困难是否减轻,听诊哮鸣音有否消失。

(3)如应用氨茶碱时间较长,需评估有无茶碱中毒表现。

三、主要护理诊断/问题

(一)清理呼吸道无效

清理呼吸道无效与呼吸道感染、痰液黏稠有关。

(二)气体交换受损

气体交换受损与过敏、炎症引起支气管痉挛有关。

四、护理措施

(一)病情观察

观察生命体征及主要症状,尤其是咳嗽,痰液的颜色、性质、量等的变化;有无呼吸困难与喘息等表现;监测体温情况。

(二)休息与保暖

急性期应减少活动,增加休息时间,室内空气新鲜,保持适宜的温度和湿度。

(三)保证充足的水分及营养

鼓励患者多饮水,必要时由静脉补充。给予易消化营养丰富的饮食,发热期间进食流质或半流质食物为宜。

(四)保持口腔清洁

由于患者发热、咳嗽、痰多且黏稠,咳嗽剧烈时可引起呕吐,故要保持口腔卫生,以增加舒适感,增进食欲,促进毒素的排泄。

(五)发热护理

热度不高不需特殊处理,高热时要采取物理降温或药物降温措施。

(六)保持呼吸道通畅

观察呼吸道分泌物的性质及能否有效地咳出痰液,指导并鼓励患者有效咳嗽;若为细菌感染所致,按医嘱使用敏感的抗生素。若痰液黏稠,可采用超声雾化吸入或蒸气吸入稀释分泌物;对于咳嗽无力的患者,宜经常更换体位,拍背,使呼吸道分泌物易于排出,促进炎症消散。

(七)给氧与解痉平喘

有咳喘症状者可给予氧气吸入或按医嘱雾化吸入平喘解痉剂,严重者可口服。

(八)健康教育

1.疾病预防指导

预防急性上呼吸道感染的诱发因素。增强体质,可选择合适的体育活动,如健康操、太极拳、跑步等,可进行耐寒训练,如冷水洗脸、冬泳等。

2.疾病知识指导

患病期间增加休息时间，避免劳累；饮食宜清淡、富含营养；按医嘱用药。

3.就诊指标

2 周后症状仍持续应及时就诊。

五、护理效果评估

(1)患者自觉症状好转(咳嗽咳痰、喘息、发热等症状减轻)。

(2)患者体温恢复正常。

(3)患者听诊时双肺有无闻及干、湿啰音。

第三节　慢性支气管炎

慢性支气管炎是由于感染或非感染因素引起气管、支气管黏膜及其周围组织的慢性非特异性炎症。本病临床以咳嗽、咳痰或伴有喘息反复发作为特征，每年持续 3 个月以上，且连续 2 年以上。

一、病因和发病机制

慢性支气管炎的病因极为复杂，迄今尚有许多因素还不够明确，往往是多种因素长期相互作用的综合结果。

(一)感染

病毒、支原体和细菌感染是本病急性发作的主要原因。病毒感染以流感病毒、鼻病毒、腺病毒和呼吸道合胞病毒常见，细菌感染以肺炎链球菌、流感嗜血杆菌和卡他莫拉菌及金黄色葡萄球菌常见。

(二)大气污染

化学气体如氯气、二氧化氮、二氧化硫等刺激性烟雾，空气中的粉尘等均可刺激支气管黏膜，使呼吸道清除功能受损，为细菌入侵创造条件。

(三)吸烟

吸烟为本病发病的主要因素。吸烟时间的长短与吸烟量决定发病率的高低，吸烟者的患病率较不吸烟者高 2～8 倍。

（四）过敏因素

喘息型支气管患者多有过敏史。患者痰中嗜酸性粒细胞和组胺的含量及血中 IgE 明显高于正常。此类患者实际上应属慢性支气管炎合并哮喘。

（五）其他因素

气候变化，特别是寒冷空气对慢性支气管炎的病情加重有密切关系。自主神经功能失调，副交感神经功能亢进，老年人肾上腺皮质功能减退，慢性支气管炎的发病率增加。维生素 C、维生素 A 缺乏易患慢性支气管炎。

二、临床表现

（一）症状

患者常在寒冷季节发病，出现咳嗽、咳痰，尤以晨起显著，白天多于夜间。病毒感染痰液为白色黏液泡沫状，继发细菌感染，痰液转为黄色或黄绿色黏液脓性，偶可带血。慢性支气管炎反复发作后，支气管黏膜的迷走神经感受器反应性增高，副交感神经功能亢进，可出现过敏现象而发生喘息。

（二）体征

早期多无体征。急性发作期可有肺底部闻及干、湿性啰音。喘息型支气管炎在咳嗽或深吸气后可闻及哮鸣音，发作时，有广泛哮鸣音。

（三）并发症

（1）阻塞性肺气肿为慢性支气管炎最常见的并发症。

（2）支气管肺炎：慢性支气管炎蔓延至支气管周围肺组织中，患者表现为寒战、发热、咳嗽加剧、痰量增多且呈脓性；白细胞总数及中性粒细胞数增多；X 线胸片显示双下肺野有斑点状或小片阴影。

（3）支气管扩张症。

三、诊断

（一）辅助检查

1.血常规

白细胞总数及中性粒细胞数可升高。

2.胸部 X 线

单纯型慢性支气管炎，X 线片检查阴性或仅见双下肺纹理增多、增粗、模糊，呈条索状或网状。继发感染时为支气管周围炎症改变，表现为不规则斑点状阴影，重叠于肺纹理之上。

3.肺功能检查

早期病变多在小气道，常规肺功能检查多无异常。

(二)诊断要点

凡咳嗽、咳痰或伴有喘息，每年发作持续3个月，连续2年或2年以上者，并排除其他心、肺疾病（如肺结核、肺尘埃沉着病、支气管哮喘、支气管扩张症、肺癌、肺脓肿、心脏病、心功能不全等）、慢性鼻咽疾病后，即可诊断。如每年发病不足3个月，但有明确的客观检查依据（如胸部X线片、肺功能等）亦可诊断。

(三)鉴别诊断

1.支气管扩张

支气管扩张多于儿童或青年期发病，常继发于麻疹、肺炎或百日咳后，并有咳嗽、咳痰反复发作的病史，合并感染时痰量增多，并呈脓性或伴有发热，病程中常反复咯血，在肺下部周围可闻及不易消散的湿性啰音，晚期重症患者可出现杵状指(趾)。胸部X线上可见双肺下野纹理粗乱或呈卷发状。薄层高分辨CT（HRCT）检查有助于确诊。

2.肺结核

活动性肺结核患者多有午后低热、消瘦、乏力、盗汗等中毒症状，咳嗽痰量不多，常有咯血。老年肺结核的中毒症状多不明显，常被慢性支气管炎的症状所掩盖而误诊。胸部X线上可发现结核病灶，部分患者痰结核分枝杆菌检查可获阳性。

3.支气管哮喘

支气管哮喘常为特质性患者或有过敏性疾病家族史，多于幼年发病，一般无慢性咳嗽、咳痰史。哮喘多突然发作，且有季节性，血和痰中嗜酸性粒细胞常增多，治疗后可迅速缓解。发作时双肺布满哮鸣音，呼气延长，缓解后可消失，且无症状，但气道反应性仍增高。慢性支气管炎合并哮喘的患者，病史中咳嗽、咳痰多发生在喘息之前，迁延不愈较长时间后伴有喘息，且咳嗽、咳痰的症状多较喘息更为突出，平喘药物疗效不如哮喘等可资鉴别。

4.肺癌

肺癌多发生于40岁以上男性，并有多年吸烟史的患者，刺激性咳嗽常伴痰中带血和胸痛。X线胸片检查肺部常有块影或反复发作的阻塞性肺炎。痰脱落细胞及支气管镜等检查，可明确诊断。

5.慢性肺间质纤维化

慢性肺间质纤维化多表现为慢性咳嗽，咳少量黏液性非脓性痰，进行性呼吸困难，双肺底可闻及爆裂音（Velcro 啰音），严重者发绀并有杵状指。X 线胸片见中下肺野及肺周边部纹理增多紊乱呈网状结构，其间见弥漫性细小斑点阴影。肺功能检查呈限制性通气功能障碍，弥散功能减低，动脉血氧分压（PaO_2）下降。肺活检是确诊的手段。

四、治疗

（一）急性发作期及慢性迁延期的治疗

治疗以控制感染、祛痰、镇咳为主，同时解痉平喘。

1.抗感染药物

及时、有效、足量，感染控制后及时停用，以免产生细菌耐药或二重感染。一般患者可按常见致病菌用药。可选用青霉素 G 80×10^4 单位肌内注射；复方磺胺甲噁唑，每次 2 片，2 次/天；阿莫西林 2～4 g/d，3～4 次口服；氨苄西林 2～4 g/d，分 4 次口服；头孢氨苄 2～4 g/d 或头孢拉定1～2 g/d，分 4 次口服；头孢呋辛 2 g/d 或头孢克洛 0.5～1 g/d，分 2～3 次口服。亦可选择新一代大环内酯类抗生素，如罗红霉素，0.3 g/d，2 次口服。抗菌治疗疗程一般 7～10 天，反复感染病例可适当延长。严重感染时，可选用氨苄西林、环丙沙星、氧氟沙星、阿米卡星、奈替米星或头孢菌素类联合静脉滴注给药。

2.祛痰镇咳药

刺激性干咳者不宜单用镇咳药物，否则痰液不易咳出。可给盐酸溴环己胺醇 30 mg 或羧甲基半胱氨酸 500 mg，3 次/天，口服。乙酰半胱氨酸（富露施）及氯化铵甘草合剂均有一定的疗效，α-糜蛋白酶雾化吸入亦有消炎祛痰的作用。

3.解痉平喘

解痉平喘主要为解除支气管痉挛，利于痰液排出。常用药物为氨茶碱 0.1～0.2 g，8 次/小时口服；丙卡特罗50 mg，2 次/天；特布他林 2.5 mg，2～3 次/天。慢性支气管炎有可逆性气道阻塞者应常规应用支气管舒张剂，如异丙托溴铵气雾剂、特布他林等吸入治疗。阵发性咳嗽常伴不同程度的支气管痉挛，应用支气管扩张药后可改善症状，并有利于痰液的排出。

（二）缓解期的治疗

缓解期治疗应以增强体质，提高机体抗病能力和预防发作为主。

（三）中药治疗

中药治疗采取扶正固本原则，按肺、脾、肾的虚实辨证施治。

五、护理措施

(一)常规护理

1.环境

保持室内空气新鲜、流通,安静,舒适,温湿度适宜。

2.休息

急性发作期应卧床休息,取半卧位。

3.给氧

持续低流量吸氧。

4.饮食

给予高热量、高蛋白、高维生素易消化饮食。

(二)专科护理

(1)解除气道阻塞,改善肺泡通气。及时清除痰液,神志清醒患者应鼓励咳嗽,痰稠不易咯出时,给予雾化吸入或雾化泵药物喷入,减少局部淤血水肿,以利痰液排出。危重体弱患者,定时更换体位,叩击背部,使痰易于咯出,餐前应给予胸部叩击或胸壁震荡。方法:患者取侧卧位,护士两手手指并拢,手背隆起,指关节微屈,自肺底由下向上,由外向内叩拍胸壁,震动气管,边拍边鼓励患者咳嗽,以促进痰液的排出,每侧肺叶叩击 3～5 分钟。对神志不清者,可进行机械吸痰,需注意无菌操作,抽吸压力要适当,动作轻柔,每次抽吸时间不超过 15 秒,以免加重缺氧。

(2)合理用氧,减轻呼吸困难。根据缺氧和二氧化碳潴留的程度不同,合理用氧,一般给予低流量、低浓度、持续吸氧,如病情需要提高氧浓度,应辅以呼吸兴奋剂刺激通气或使用呼吸机改善通气,吸氧后如呼吸困难缓解、呼吸频率减慢、节律正常、血压上升、心率减慢、心律正常、发绀减轻、皮肤转暖、神志转清、尿量增加等,表示氧疗有效。若呼吸过缓,意识障碍加深,需考虑二氧化碳潴留加重,必要时采取增加通气量措施。

第四节　支气管扩张

一、疾病概述

(一)概念和特点

支气管扩张是由于急、慢性呼吸道感染和支气管阻塞后,反复发生支气管炎症，致使支气管组织结构病理性破坏，引起的支气管异常和持久性扩张。临床上以慢性咳嗽、大量脓痰和/或反复咯血为特征，患者多有童年麻疹、百日咳或支气管肺炎等病史。

(二)相关病理生理

支气管扩张的主要病因是支气管-肺组织感染和支气管阻塞，两者相互影响，促使支气管扩张的发生和发展。支气管扩张发生于有软骨的支气管近端分支，主要分为柱状、囊状和不规则扩张 3 种类型，腔内含有多量分泌物并容易积存。呼吸道相关疾病损伤气道清除机制和防御功能，使其清除分泌物的能力下降，易发生感染和炎症；细菌反复感染使气道内因充满包含炎性介质和病原菌的黏稠液体而逐渐扩大、形成瘢痕和扭曲；炎症可导致支气管壁血管增生，并伴有支气管动脉和肺动脉终末支的扩张和吻合，形成小血管瘤而易导致咯血。病变支气管反复炎症，使周围结缔组织和肺组织纤维化，最终引起肺的通气和换气功能障碍。继发于支气管肺组织感染病变的支气管扩张多见于下肺，尤以左下肺多见。继发于肺结核则多见于上肺叶。

(三)病因与诱因

1.支气管-肺组织感染

支气管扩张与扁桃体炎、鼻窦炎、百日咳、麻疹、支气管肺炎、肺结核等呼吸道感染密切相关，引起感染的常见病原体为铜绿假单胞菌、流感嗜血杆菌、卡他莫拉菌、肺炎克雷伯杆菌、金黄色葡萄球菌、非结核分枝杆菌、腺病毒和流感病毒等。婴幼儿期支气管-肺组织感染是支气管扩张最常见的病因。

2.支气管阻塞

异物、肿瘤、外源性压迫等可使支气管阻塞导致肺不张，胸腔负压直接牵拉支气管管壁导致支气管扩张。

3.支气管先天性发育缺损与遗传因素

支气管先天性发育缺损与遗传因素也可形成支气管扩张，可能与软骨发育不全或弹性纤维不足导致局部管壁薄弱或弹性较差有关。部分遗传性 α-抗胰蛋白酶缺乏者也可伴有支气管扩张。

4.其他全身性疾病

支气管扩张可能与机体免疫功能失调有关，目前已发现类风湿关节炎、溃疡性结肠炎、克罗恩病、系统性红斑狼疮等疾病可同时伴有支气管扩张。

（四）临床表现

1.症状

(1)慢性咳嗽、大量脓痰：咳嗽多为阵发性，与体位改变有关，晨起及晚上临睡时咳嗽和咳痰尤多。严重程度可用痰量估计，轻度每天少于 10 mL，中度每天 10～150 mL，重度每天多于150 mL。感染急性发作时，黄绿色脓痰量每天可达数百毫升，将痰液放置后可出现分层的特征，即上层为泡沫，下悬脓性成分；中层为混浊黏液；下层为坏死组织沉淀物。合并厌氧菌感染时，痰和呼气具有臭味。

(2)咯血：反复咯血为本病的特点，可为痰中带血或大量咯血。少量咯血为每天少于100 mL，中量咯血为每天 100～500 mL，大量咯血为每天多于 500 mL 或一次咯血量多于300 mL。咯血量有时与病情严重程度、病变范围不一致。部分病变发生在上叶的干性支气管扩张患者以反复咯血为唯一症状。

(3)反复肺部感染：由于扩张的支气管清除分泌物的功能丧失，引流差，易反复发生感染，其特点是同一肺段反复发生肺炎并迁延不愈。

(4)慢性感染中毒症状：可出现发热、乏力、食欲减退、消瘦、贫血等症状，儿童可影响发育。

2.体征

早期或病变轻者无异常肺部体征，病变严重或继发感染时，可在病变部位尤其下肺部闻及固定而持久的局限性粗湿啰音，有时可闻及哮鸣音，部分患者伴有杵状指(趾)。

（五）辅助检查

1.影像学检查

(1)胸部 X 线检查：囊状支气管扩张的气道表现为显著的囊腔，腔内可存在气液平面，纵切面可显示“双轨征”，横切面显示“环形阴影”，并可见气道壁增厚。

(2)胸部 CT 检查：可在横断面上清楚地显示扩张的支气管。高分辨 CT 进一步提高了诊断敏感性，成为支气管扩张症的主要诊断方法。

2.纤维支气管镜检查

纤维支气管镜检查有助于发现患者的出血部位或阻塞原因。还可局部灌洗，取灌洗液做细菌学和细胞学检查。

（六）治疗原则

保持引流通畅，处理咯血，控制感染，必要时手术治疗。

1.保持引流通畅、改善气流受限

清除气道分泌物保持气道通畅能减少继发感染和减轻全身中毒症状，如应用祛痰药物（盐酸氨溴索、溴己新、α-糜蛋白酶等）稀释痰液，痰液黏稠时可加用雾化吸入。应用振动、拍背、体位引流等方法促进气道分泌物的清除。应用支气管舒张剂可改善气流受限，伴有气道高反应及可逆性气流受限的患者疗效明显。如体位引流排痰效果不理想，可用纤维支气管镜吸痰法以保持呼吸道通畅。

2.控制感染

控制感染是急性感染期的主要治疗措施。应根据症状、体征、痰液性状，必要时根据痰培养及药物敏感试验选择有效的抗生素。常用阿莫西林、头孢类抗生素、氨基糖苷类等药物，重症患者尤其是铜绿假单胞菌感染者，常需第三代头孢菌素加氨基糖苷类药联合静脉用药。如有厌氧菌混合感染，加用甲硝唑或替硝唑等。

3.外科治疗

保守治疗不能缓解的反复大咯血且病变局限者，可考虑手术治疗。经充分的内科治疗后仍反复发作且病变为局限性支气管扩张，可通过外科手术切除病变组织。

二、护理评估

（一）一般评估

1.患者的主诉

有无胸闷、气促、心悸、疲倦、乏力等症状。

2.生命体征

严密观察呼吸的频率、节律、深浅和音响，患者呼吸可正常或增快，感染严重时或合并咯血可伴随不同程度的呼吸困难和发绀。患者体温正常或偏高，感染严重时可为高热。

3.咳嗽咳痰情况

观察咳嗽咳痰的发作时间、频率、持续时间、伴随的症状和影响因素等，患者反复继发肺部感染，支气管引流不畅，痰不易咳出时可导致咳嗽加剧，大量脓痰咳出后，患者感觉轻松，体温下降，精神改善。重点观察痰液的量、颜色、性质、气味和与体位的关系，痰液静置后的分层现象，记录24小时痰液排出量。注意患者是否出现面色苍白、出冷汗、烦躁不安等出血的症状，观察咯血的颜色、性质及量。

4.其他

血气分析、血氧饱和度、体重、体位等记录结果。

(二)身体评估

1.头颈部

患者的意识状态，面部颜色(贫血)，皮肤黏膜有无脱水、是否粗糙干燥，呼吸困难和缺氧的程度(有无气促、口唇有无发绀、血氧饱和度数值等)。

2.胸部

检查胸廓的弹性，有无胸廓的挤压痛，两肺呼吸运动是否一致。病变部位可闻及固定而持久的局限性粗湿啰音或哮鸣音。

3.其他

患者有无杵状指(趾)。

(三)心理-社会评估

询问健康史、发病原因、病程进展时间以及以往所患疾病对支气管扩张的影响，评估患者对支气管扩张的认识；另外，患者常因慢性咳嗽、咳痰或痰量多、有异味等症状产生恐惧或焦虑的心理，并对疾病治疗缺乏治愈的自信。

(四)辅助检查阳性结果评估

血氧饱和度的数值，血气分析结果报告，胸部 CT 检查明确的病变部位。

(五)常用药物治疗效果的评估

抗生素使用后咳嗽咳痰症状有无减轻，原有增高的血白细胞计数有无回降至正常范围，核左移情况有无得到纠正。

三、主要护理诊断/问题

(一)清理呼吸道无效

清理呼吸道无效与大量脓痰滞留呼吸道有关。

(二)有窒息的危险

窒息与大咯血有关。

(三)营养失调

低于机体需要量与慢性感染导致机体消耗有关。

(四)焦虑

焦虑与疾病迁延、个体健康受到威胁有关。

(五)活动无耐力

活动无耐力与营养不良、贫血等有关。

四、护理措施

(一)环境

保持室内空气新鲜、无臭味，定期开窗换气使空气流通，维持适宜的温湿度，注意保暖。

(二)休息和活动

休息能减少肺活动度，避免因活动诱发咯血。小量咯血者以静卧休息为主，大量咯血患者应绝对卧床休息，尽量避免搬动。取患侧卧位，可减少患侧胸部的活动度，既防止病灶向健侧扩散，同时有利于健侧肺的通气功能。缓解期患者可适当进行户外活动，但要避免过度劳累。

(三)饮食护理

提供高热量、高蛋白质、富含维生素易消化的饮食，多进食含铁食物有利于纠正贫血，饮食中富含维生素 A、维生素 C、维生素 E 等(如新鲜蔬菜、水果)，以提高支气管黏膜的抗病能力。大量咯血者应禁食，小量咯血者宜进少量温、凉流质饮食，避免冰冷食物诱发咳嗽或加重咯血，少食多餐。痰液稀释利于排痰，鼓励患者多饮水，每天 1 500～2 000 mL。指导患者在咳痰后及进食前后漱口，以祛除口臭，促进食欲。

(四)病情观察

严密观察病情，正确记录每天痰量及痰的性质，留好痰标本。有咯血者备好吸痰和吸氧设备。

(五)用药护理

遵医嘱使用抗生素、祛痰剂和支气管舒张剂，指导患者进行有效咳嗽，辅以叩背及时排出痰液。指导患者掌握药物的疗效、剂量、用法和不良反应。

(六)体位引流的护理

体位引流是利用重力作用促使呼吸道分泌物流入气管、支气管排出体外的方法，其效果与需引流部位所对应的体位有关。体位引流的护理措施如下。

(1)体位引流由康复科医师执行，引流前向患者说明体位引流的目的、操作过程和注意事项，消除顾虑取得合作。

(2)操作前测量生命体征，听诊肺部明确病变部位。引流前15分钟遵医嘱给予支气管舒张剂(有条件可使用雾化器或手按定量吸入器)。备好排痰用纸巾或一次性容器。

(3)根据病变部位、病情和患者经验选择合适体位(自觉有利于咳痰的体位)。引流体位的选择取决于分泌物潴留的部位和患者的耐受程度，原则上抬高病灶部位的位置，使引流支气管开口向下，有利于潴留的分泌物随重力作用流入支气管和气管排出。首先引流上叶，然后引流下叶后基底段。如果患者不能耐受，应及时调整姿势。头部外伤、胸部创伤、咯血、严重心血管疾病和病情状况不稳定者，不宜采用头低位进行体位引流。

(4)引流时鼓励患者做腹式深呼吸，辅以胸部叩击或震荡，指导患者进行有效咳嗽等措施，以提高引流效果。

(5)引流时间视病变部位、病情和患者身体状况而定，一般每天1～3次，每次15～20分钟。在空腹或饭前一个半小时前进行，早晨清醒后立即进行效果最好。咯血时不宜进行体位引流。

(6)引流过程应有护士或家人协助，注意观察患者反应，如出现咯血、面色苍白出冷汗、头晕、发绀、脉搏细弱、呼吸困难等情况，应立即停止引流。

(7)体位引流结束后，协助患者采取舒适体位休息，给予清水或漱口液漱口。记录痰液的性质、量及颜色，复查生命体征和肺部呼吸音及啰音的变化，评价体位引流的效果。

(七)窒息的抢救配合

(1)对大咯血及意识不清的患者，应在病床旁备好急救器械。

(2)一旦患者出现窒息征象，应立即取头低脚高45°俯卧位，面向一侧，轻拍背部，迅速排出气道和口咽部的血块，或直接刺激咽部以咳出血块。嘱患者不要屏气，以免诱发喉头痉挛。必要时用吸痰管进行负压吸引，以解除呼吸道阻塞。

(3)给予高浓度吸氧，做好气管插管或气管切开的准备与配合工作。

(4)咯血后为患者漱口，擦净血迹，防止因口咽部异物刺激引起剧烈咳嗽而再次诱发咯血，及时清理患者咯出的血块及污染的衣物、被褥，安慰患者，以助于稳定情绪，增加安全感，避免因精神过度紧张而加重病情。对精神极度紧张、咳嗽剧烈的患者，可按医嘱给予小剂量镇静剂或镇咳剂。

(5)密切观察咯血的量、颜色、性质及出血的速度，观察生命体征及意识状态的变化，有无胸闷、气促、呼吸困难、发绀、面色苍白、出冷汗、烦躁不安等窒息征象，有无阻塞性肺不张、肺部感染及休克等并发症的表现。

(6)用药护理：①垂体后叶素可收缩小动脉，减少肺血流量，从而减轻咯血。但也能引起子宫、肠道平滑肌收缩和冠状动脉收缩，故冠心病、高血压患者及孕妇忌用。静脉点滴时速度勿过快，以免引起恶心、便意、心悸、面色苍白等不良反应。②年老体弱、肺功能不全者在应用镇静剂和镇咳药后，应注意观察呼吸中枢和咳嗽反射受抑制情况，以早期发现因呼吸抑制导致的呼吸衰竭和不能咯出血块而发生窒息。

(八)心理护理

护士应以亲切的态度多与患者交谈，讲明支气管扩张反复发作的原因和治疗进展，帮助患者树立战胜疾病的信心，解除焦虑不安心理。呼吸困难患者应根据其病情采用恰当的沟通方式，及时了解病情，安慰患者。

(九)健康教育

(1)预防感冒等呼吸道感染，吸烟患者戒烟。不要滥用抗生素和止咳药。

(2)疾病知识指导：帮助患者和家属正确认识和对待疾病，了解疾病的发生、发展与治疗、护理过程，与患者及家属共同制订长期防治计划。

(3)保健知识的宣教：学会自我监测病情，一旦发现症状加重，应及时就诊。指导掌握有效咳嗽、胸部叩击、雾化吸入及体位引流的排痰方法，长期坚持，以控制病情的发展。

(4)生活指导：讲明加强营养对机体康复的作用，使患者能主动摄取必需的营养素，以增加机体抗病能力。鼓励患者参加体育锻炼，建立良好的生活习惯，劳逸结合，消除紧张心理，防止病情进一步恶化。

(5)及时到医院就诊的指标：体温过高，痰量明显增加；出现胸闷、气促、呼吸困难、发绀、面色苍白、出冷汗、烦躁不安等症状；咯血。

五、护理效果评估

(1)呼吸道保持通畅，痰易咳出，痰量减少或消失，血氧饱和度、动脉血气分析值在正常范围。

(2)肺部湿啰音或哮鸣音减轻或消失。

(3)患者体重增加，无并发症(咯血等)发生。

第五节　支气管哮喘

支气管哮喘是由多种细胞（如嗜酸性粒细胞、肥大细胞、T淋巴细胞、中性粒细胞等）和细胞组分参与的气道慢性炎症性疾病，这种慢性炎症与气道高反应性相关，通常出现广泛而多变的可逆性气流受限，并引起反复发作的喘息、气急、胸闷或咳嗽等症状，多数患者可自行缓解或经治疗缓解。

本病典型表现为发作性呼气性呼吸困难或发作性胸闷和咳嗽，伴哮鸣音，症状可在数分钟内发生，并持续数小时至数天，夜间及凌晨发作或加重是哮喘的重要临床特征。目前尚无特效的根治办法，糖皮质激素可以有效控制气道炎症，$β_2$肾上腺素受体激动剂是控制哮喘急性发作的首选药物。经过长期规范化治疗和管理，80%以上的患者可以达到哮喘的临床控制。

一、一般护理

（1）执行内科一般护理常规。

（2）室内环境舒适、安静、冷暖适宜。保持室内空气流通，避免患者接触变应原，如花草、尘螨、花露水、香水等，扫地和整理床单位时可请患者室外等候，或采取湿式清洁方法，避免尘埃飞扬。病室避免使用皮毛、羽绒或蚕丝织物等。

（3）卧位与休息：急性发作时协助患者取坐位或半卧位，以增加舒适度，利于膈肌的运动，缓解呼气性呼吸困难。端坐呼吸的患者为其提供床旁桌支撑，以减少体力消耗。

二、饮食护理

大约20%的成年患者和50%的患儿是因不适当饮食而诱发或加重哮喘，因此应给予患者营养丰富、清淡、易消化、无刺激的食物。若能找出与哮喘发作有关的食物，如鱼、虾、蟹、蛋类、牛奶等应避免食用。某些食物添加剂如酒石黄和亚硝酸盐可诱发哮喘发作，应引起注意。

三、用药护理

治疗哮喘的药物分为控制性药物和缓解性药物。控制性药物是指需要长期每天规律使用，主要用于治疗气道慢性炎症，达到哮喘临床控制目的；缓解性药物指按需使用的药物，能迅速解除支气管痉挛，从而缓解哮喘症状。哮喘发作时禁用吗啡和大量镇静剂，以免抑制呼吸。

（一）糖皮质激素

糖皮质激素简称激素，是目前控制哮喘最有效的药物。激素给药途径包括吸入、口服、静脉应用等。吸入性糖皮质激素由于其局部抗感染作用强、起效快、全身不良反应少（黏膜吸收、少量进入血液），是目前哮喘长期治疗的首选药物。常用药物有布地奈德、倍氯米松等，通常需规律吸入1～2周方能控制，吸药后嘱患者清水含漱口咽部，可减少不良反应的发生。长期吸入较大剂量激素者，应注意预防全身性不良反应。布地奈德雾化用混悬液制剂，经压缩空气泵雾化吸入，起效快，适用于轻、中度哮喘急性发作的治疗。吸入激素无效或需要短期加强治疗的患者可采用泼尼松和泼尼松龙等口服制剂，症状缓解后逐渐减量，然后停用或改用吸入剂。不主张长期口服激素用于维持哮喘控制的治疗。口服用药宜在饭后服用，以减少对胃肠道黏膜的刺激。重度或严重哮喘发作时应及早静脉给予激素，可选择琥珀酸氢化可的松或甲泼尼龙。无激素依赖倾向者，可在3～5天内停药；有激素依赖倾向者应适当延长给药时间，症状缓解后逐渐减量，然后改口服或吸入剂维持。

（二）β_2肾上腺素受体激动剂

短效β_2肾上腺素受体激动剂为治疗哮喘急性发作的首选药物，有吸入、口服和静脉3种制剂，首选吸入给药。常用药物有沙丁胺醇和特布他林。吸入剂包括定量气雾剂、干粉剂和雾化溶液。短效β_2肾上腺素受体激动剂应按需间歇使用，不宜长期、单一大剂量使用，因为长期应用可引起β_2受体功能下降和气道反应性增高，出现耐药性。主要不良反应有心悸、骨骼肌震颤、低钾血症等。长效β_2肾上腺素受体激动剂与吸入性糖皮质激素（ICS）联合是目前最常用的哮喘控制性药物。常用的有布地奈德粉吸入剂、舒利迭（氟替卡松/沙美特罗干粉吸入剂）。

（三）茶碱类

茶碱类具有增强呼吸肌的力量及增强气道纤毛清除功能等，从而起到舒张支气管和气道抗感染作用，并具有强心、利尿、扩张冠状动脉、兴奋呼吸中枢等作用，是目前治疗哮喘的有效药物之一。氨茶碱和缓释茶碱是常用的口服制剂，尤其后者适用于夜间哮喘症状的控制。静脉给药主要用于重症和危重症哮喘。注射茶碱类药物应限制注射浓度，速度不超过0.25 mg/(kg·min)，以防不良反应发生。其主要不良反应包括恶心、呕吐、心律失常、血压下降及尿多，偶可兴奋呼吸中枢，严重者可引起抽搐乃至死亡。由于茶碱的“治疗窗”窄及茶碱代谢存在较大个体差异，有条件的应在用药期间监测其血药浓度。发热、妊娠、小儿或老年，患有肝、心、肾功能障碍及甲状腺功能亢进者尤须慎用。合用西咪替丁、喹诺酮类、大环内酯类药物等可影响茶碱代谢而使其排泄减慢，尤应观察其不良反应的发生。

（四）胆碱 M 受体拮抗剂

胆碱 M 受体拮抗剂分为短效（维持 4～6 小时）和长效（维持 24 小时）两种制剂。异丙托溴铵是常用的短效制剂，常与 β_2受体激动剂联合雾化应用，代表药可比特（异丙托溴铵/沙丁胺醇），少数患者可有口苦或口干等不良反应。噻托溴铵是长效选择性 M_1、M_2受体拮抗剂，目前主要用于哮喘合并慢性阻塞性肺疾病及慢性阻塞性肺疾病患者的长期治疗。

（五）白三烯拮抗剂

通过调节白三烯的生物活性而发挥抗感染作用，同时舒张支气管平滑肌，是目前除吸入性糖皮质激素外唯一可单独应用的哮喘控制性药物，尤其适用于阿司匹林哮喘、运动性哮喘和伴有过敏性鼻炎哮喘患者的治疗。常用药物为孟鲁司特和扎鲁司特，不良反应通常较轻微，主要是胃肠道症状，少数有皮疹、血管性水肿、转氨酶升高，停药后可恢复正常。

四、病情观察

（1）哮喘发作时，协助取舒适卧位，监测生命体征、呼吸频率、血氧饱和度等指标，观察患者喘息、气急、胸闷或咳嗽等症状，是否出现三凹征，辅助呼吸肌参与呼吸运动，语言沟通困难，大汗淋漓等中重度哮喘的表现。当患者不能讲话，嗜睡或意识模糊，胸腹矛盾运动，哮鸣音减弱甚至消失，脉率变慢或不规则，严重低氧血症和高碳酸血症时，需转入重症加强护理病房（重症监护室，ICU）行机械通气治疗。

（2）注意患者有无鼻咽痒、咳嗽、打喷嚏、流涕、胸闷等哮喘早期发作症状，对于夜间或凌晨反复发作的哮喘患者，应注意是否存在睡眠低氧表现，睡眠低氧可以诱发喘息、胸闷等症状。

五、健康指导

（1）对哮喘患者进行哮喘知识教育，寻找变应原，有效改变环境，避免诱发因素，要贯穿整个哮喘治疗全过程。

(2)指导患者定期复诊、检测肺功能,做好病情自我监测,掌握峰流速仪的使用方法,记哮喘日记。与医师、护士共同制订防止复发、保持长期稳定的方案。

(3)掌握正确吸入技术,如沙丁胺醇气雾剂、信必可都保(布地奈德/福莫特罗粉吸入剂)、舒利迭的使用方法,知晓药物的作用和不良反应的预防。

(4)帮助患者养成规律生活习惯,保持乐观情绪,避免精神紧张、剧烈运动、持续的喊叫等过度换气动作。

(5)熟悉哮喘发作的先兆表现,如打喷嚏、咳嗽、胸闷、喉结发痒等,学会在家中自行监测病情变化并进行评定,以及哮喘急性发作时进行简单的紧急自我处理方法,如吸入沙丁胺醇气雾剂1～2 喷、布地奈德 1～2 吸,缓解喘憋症状,尽快到医院就诊。

第六节　肺　　炎

一、概述

(一)疾病概述

肺炎是指终末气道、肺泡和肺间质的炎症,可由病原微生物、理化因素、免疫损伤、过敏及药物所致。细菌性肺炎是最常见的肺炎,也是最常见的感染性疾病之一。在抗菌药物应用以前,细菌性肺炎对儿童及老年人的健康威胁极大,抗菌药物的出现及发展曾一度使肺炎病死率明显下降。但近年来,尽管应用强力的抗菌药物和有效的疫苗,肺炎总的病死率却不再降低,甚至有所上升。

(二)肺炎分类

肺炎可按解剖、病因或患病环境加以分类。

1.解剖分类

(1)大叶性(肺泡性):肺炎病原体先在肺泡引起炎症,经肺泡间孔(Cohn 孔)向其他肺泡扩散,致使部分肺段或整个肺段、肺叶发生炎症改变。典型者表现为肺实质炎症,通常并不累及支气管。致病菌多为肺炎链球菌。X 线胸片显示肺叶或肺段的实变阴影。

(2)小叶性(支气管性):肺炎病原体经支气管入侵,引起细支气管、终末细支气管及肺泡的炎症，常继发于其他疾病，如支气管炎、支气管扩张、上呼吸道病毒感染及长期卧床的危重患者。其病原体有肺炎链球菌、葡萄球菌、病毒、肺炎支原体及军团菌等。支气管腔内有分泌物，故常可闻及湿啰音，无实变的体征。X 线显示为沿肺纹理分布的不规则斑片状阴影，边缘密度浅而模糊，无实变征象，肺下叶常受累。

(3)间质性肺炎：以肺间质为主的炎症，可由细菌、支原体、衣原体、病毒或肺孢子菌等引起。累及支气管壁及支气管周围，有肺泡壁增生及间质水肿，因病变仅在肺间质，故呼吸道症状较轻，异常体征较少。X 线通常表现为一侧或双侧肺下部的不规则条索状阴影，从肺门向外伸展，可呈网状，其间可有小片肺不张阴影。

2.病因分类

(1)细菌性肺炎：如肺炎链球菌、金黄色葡萄球菌、甲型溶血性链球菌、肺炎克雷伯杆菌、流感嗜血杆菌、铜绿假单胞菌肺炎等。

(2)非典型病原体所致肺炎：如军团菌、支原体和衣原体肺炎等。

(3)病毒性肺炎：如冠状病毒、腺病毒、呼吸道合胞病毒、流感病毒、麻疹病毒、巨细胞病毒、单纯疱疹病毒肺炎等。

(4)肺真菌病：如白念珠菌、曲霉、隐球菌、肺孢子菌肺炎等。

(5)其他病原体所致肺炎：如立克次体(如 Q 热立克次体)、弓形虫(如鼠弓形虫)、寄生虫(如肺包虫、肺吸虫、肺血吸虫)肺炎等。

(6)理化因素所致的肺炎：如放射性损伤引起的放射性肺炎，胃酸吸入引起的化学性肺炎，或对吸入或内源性脂类物质产生炎症反应的类脂性肺炎等。

3.患病环境分类

由于细菌学检查阳性率低，培养结果滞后，病因分类在临床上应用较为困难，目前多按肺炎的获得环境分成两类，有利于指导经验治疗。

(1)社区获得性肺炎(community acquired pneumonia，CAP)是指在医院外罹患的感染性肺实质炎症，包括具有明确潜伏期的病原体感染而在入院后平均潜伏期内发病的肺炎。其临床诊断依据：①新近出现的咳嗽、咳痰或原有呼吸道疾病症状加重，并出现脓性痰，伴或不伴胸痛。②发热。③肺实变体征和/或闻及湿啰音。④白细胞数$>10\times10^9/L$或$<4\times10^9/L$，伴或不伴中性粒细胞核左移。⑤胸部 X 线检查显示片状、斑片状浸润性阴影或间质性改变，伴或不伴胸腔积液。以上①～④项中任何 1 项加第⑤项，除外非感染性疾病可做出诊断。CAP 常见病原体为肺炎链球菌、支原体、衣原体、流感嗜血杆菌和呼吸道病毒

(甲、乙型流感病毒,腺病毒、呼吸合胞病毒和副流感病毒)等。

(2)医院获得性肺炎(hospital acquired pneumonia,HAP)亦称医院内肺炎,是指患者入院时不存在,也不处于潜伏期,而于入院48小时后在医院(包括老年护理院、康复院等)内发生的肺炎。HAP还包括呼吸机相关性肺炎(ventilator associated pneumonia,VAP)和卫生保健相关性肺炎(healthcare associated pneumonia,HCAP)。其临床诊断依据是X线检查出现新的或进展的肺部浸润影加上下列3个临床征候中的两个或以上即可诊断为肺炎:①发热超过38℃。②血白细胞计数增多或减少。③脓性气道分泌物。但HAP的临床表现、实验室和影像学检查特异性低,应注意与肺不张、心力衰竭和肺水肿、基础疾病肺侵犯、药物性肺损伤、肺栓塞和急性呼吸窘迫综合征等相鉴别。无感染高危因素患者的常见病原体依次为肺炎链球菌、流感嗜血杆菌、金黄色葡萄球菌、大肠埃希菌、肺炎克雷伯杆菌、不动杆菌属等;有感染高危因素患者为铜绿假单胞菌、肠杆菌属、肺炎克雷伯杆菌等,金黄色葡萄球菌的感染有明显增加的趋势。

(三)肺炎发病机制

正常的呼吸道免疫防御机制(支气管内黏液-纤毛运载系统、肺泡巨噬细胞等细胞防御的完整性)使气管隆凸以下的呼吸道保持无菌。是否发生肺炎取决于两个因素:病原体和宿主因素。如果病原体数量多,毒力强和/或宿主呼吸道局部和全身免疫防御系统损害,即可发生肺炎。病原体可通过下列途径引起肺炎:①空气吸入;②血行播散;③邻近感染部位蔓延;④上呼吸道定植菌的误吸。肺炎还可通过误吸胃肠道的定植菌(胃食管反流)和通过人工气道吸入环境中的致病菌引起。病原体直接抵达下呼吸道后,滋生繁殖,引起肺泡毛细血管充血、水肿,肺泡内纤维蛋白渗出及细胞浸润。除了金黄色葡萄球菌、铜绿假单胞菌和肺炎克雷伯杆菌等可引起肺组织的坏死性病变易形成空洞外,肺炎治愈后多不遗留瘢痕,肺的结构与功能均可恢复。

二、几种常见病原体所致肺炎

不同病原体所致肺炎在临床表现、辅助检查及治疗要点等方面均有差异。

(一)肺炎链球菌肺炎

肺炎链球菌肺炎是由肺炎链球菌或称肺炎球菌所引起的肺炎,约占社区获得性肺炎的半数。

1.临床表现

(1)症状:发病前常有受凉、淋雨、疲劳、醉酒、病毒感染史,多有上呼吸道感染的前驱症状。起病多急骤，高热、寒战，全身肌肉酸痛，体温通常在数小时内升至 39～40 ℃，高峰在下午或傍晚，或呈稽留热，脉率随之增速。患者可有患侧胸部疼痛，放射到肩部或腹部，咳嗽或深呼吸时加剧。痰少，可带血或呈铁锈色，胃纳锐减，偶有恶心、呕吐、腹痛或腹泻，易被误诊为急腹症。

(2)体征：患者呈急性热病容，面颊绯红，鼻翼翕动，皮肤灼热、干燥，口角及鼻周有单纯疱疹；病变广泛时可出现发绀。有败血症者，可出现皮肤、黏膜出血点，巩膜黄染。早期肺部体征无明显异常，仅有胸廓呼吸运动幅度减小，叩诊稍浊，听诊可有呼吸音减低及胸膜摩擦音。肺实变时叩诊浊音、触觉语颤增强并可闻及支气管呼吸音，消散期可闻及湿啰音。心率增快，有时心律不齐。重症患者有肠胀气，上腹部压痛多与炎症累及膈胸膜有关。重症感染时可伴休克、急性呼吸窘迫综合征及神经精神症状，表现为神志模糊、烦躁、呼吸困难、嗜睡、谵妄、昏迷等。累及脑膜时，有颈抵抗及出现病理性反射。

本病自然病程为 1～2 周。发病 5～10 天，体温可自行骤降或逐渐消退；使用有效的抗菌药物后可使体温在 1～3 天内恢复正常。患者的其他症状与体征亦随之逐渐消失。

(3)并发症：肺炎链球菌肺炎的并发症近年来已很少见。严重败血症或毒血症患者易发生感染性休克，尤其是老年人，表现为血压降低、四肢厥冷、多汗、发热、心动过速、心律失常等，而高热、胸痛、咳嗽等症状并不突出。其他并发症有胸膜炎、脓胸、心包炎、脑膜炎和关节炎等。

2.辅助检查

(1)血液检查：血白细胞计数(10～20)×10^9/L，中性粒细胞多在 80%以上，并有核左移，细胞内可见中毒颗粒。年老体弱、酗酒、免疫功能低下者的白细胞计数可不增高，但中性粒细胞的百分比仍增高。

(2)细菌学检查：痰直接涂片做革兰染色及荚膜染色镜检，如发现典型的革兰染色阳性、带荚膜的双球菌或链球菌，即可初步做出病原诊断。痰培养 24～48 小时可以确定病原体。聚合酶链反应检测及荧光标记抗体检测可提高病原学诊断率。痰标本送检应注意器皿洁净无菌，在抗菌药物应用之前漱口后采集，取深部咳出的脓性或铁锈色痰。10%～20%的患者合并菌血症，故重症肺炎应做血培养。

(3)X 线检查：早期仅见肺纹理增粗，或受累的肺段、肺叶稍模糊。随着病情进展，肺泡内充满炎性渗出物，表现为大片炎症浸润阴影或实变影，在实变阴影中可见支气管充气征，肋膈角可有少量胸腔积液。在消散期，X 线显示炎性浸润逐渐吸收，可有片状区域吸收较快，呈现“假空洞”征，多数病例在起病 3～4 周后才完全消散。老年患者肺炎病灶消散较慢，容易出现吸收不完全而成为机化性肺炎。

3.治疗要点

(1)抗菌药物治疗：一经诊断应立即给予抗菌药物治疗，不必等待细菌培养结果。首选青霉素 G，用药途径及剂量视病情轻重及有无并发症而定：对于成年轻症患者，可用 24×10^5 U/d，分3 次肌内注射，或用普鲁卡因青霉素每 12 小时肌内注射 60×10^4 U。病情稍重者，宜用青霉素 G$(24\sim48)\times10^5$ U/d，分次静脉滴注，每 6～8 小时 1 次；重症及并发脑膜炎者，可增至$(10\sim30)\times10^6$ U/d，分 4 次静脉滴注。对青霉素过敏者，或耐青霉素或多重耐药菌株感染者，可用呼吸氟喹诺酮类、头孢噻肟或头孢曲松等药物，多重耐药菌株感染者可用万古霉素、替考拉宁等。

(2)支持疗法：患者应卧床休息，注意补充足够蛋白质、热量及维生素。密切监测病情变化，注意防止休克。剧烈胸痛者，可酌用少量镇痛药，如可待因 15 mg。不用阿司匹林或其他解热药，以免过度出汗、脱水及干扰真实热型，导致临床判断错误。鼓励饮水每天 1～2 L，轻症患者不需常规静脉输液，确有失水者可输液，保持尿比重在 1.020 以下，血清钠保持在 145 mmol/L 以下。中等或重症患者[PaO_2<8.0 kPa(60 mmHg)或有发绀]应给氧。若有明显麻痹性肠梗阻或胃扩张，应暂时禁食、禁饮和胃肠减压，直至肠蠕动恢复。烦躁不安、谵妄、失眠者酌用地西泮 5 mg 或水合氯醛 1～1.5 g，禁用抑制呼吸的镇静药。

(3)并发症的处理：经抗菌药物治疗后，高热常在 24 小时内消退，或数天内逐渐下降。若体温降而复升或 3 天后仍不降者，应考虑肺炎链球菌的肺外感染，如脓胸、心包炎或关节炎等。持续发热的其他原因尚有耐青霉素的肺炎链球菌(PRSP)或混合细菌感染、药物热或并存其他疾病。肿瘤或异物阻塞支气管时，经治疗后肺炎虽可消散，但阻塞因素未除，肺炎可再次出现。10%～20%肺炎链球菌肺炎伴发胸腔积液者，应酌情取胸液检查及培养以确定其性质。若治疗不当，约 5%并发脓胸，应积极排脓引流。

(二)葡萄球菌肺炎

葡萄球菌肺炎是由葡萄球菌引起的急性肺化脓性炎症，常发生于有基础疾病如糖尿病、血液病、艾滋病、肝病、营养不良、酒精中毒、静脉吸毒或原有支气管肺疾病者。儿童患流感或麻疹时也易罹患。多急骤起病，高热、寒战、胸痛，痰脓性，可早期出现循环衰竭。X 线表现为坏死性肺炎，如肺脓肿、肺气囊肿和脓胸。

若治疗不及时或不当，病死率甚高。

1.临床表现

(1)症状：本病起病多急骤，寒战、高热，体温多高达39～40 ℃，胸痛，痰脓性，量多，带血丝或呈脓血状。毒血症状明显，全身肌肉、关节酸痛，体质衰弱，精神萎靡，病情严重者可早期出现周围循环衰竭。院内感染者通常起病较隐袭，体温逐渐上升。老年人症状可不典型。血源性葡萄球菌肺炎常有皮肤伤口、疖痈和中心静脉导管置入等，或静脉吸毒史，咳脓性痰较少见。

(2)体征：早期可无体征，常与严重的中毒症状和呼吸道症状不平行，其后可出现两肺散在性湿啰音。病变较大或融合时可有肺实变体征，气胸或脓气胸则有相应体征。血源性葡萄球菌肺炎应注意肺外病灶，静脉吸毒者多有皮肤针口和三尖瓣赘生物，可闻及心脏杂音。

2.辅助检查

(1)血液检查：外周血白细胞计数明显升高，中性粒细胞比例增加，核左移。

(2)X线检查：胸部X线显示肺段或肺叶实变，可形成空洞，或呈小叶状浸润，其中有单个或多发的液气囊腔。另一特征是X线阴影的易变性，表现为一处炎性浸润消失而在另一处出现新的病灶，或很小的单一病灶发展为大片阴影。治疗有效时，病变消散，阴影密度逐渐减低，2～4周后病变完全消失，偶可遗留少许条索状阴影或肺纹理增多等。

3.治疗要点

强调应早期清除引流原发病灶，选用敏感的抗菌药物。近年来，金黄色葡萄球菌对青霉素G的耐药率已高达90%，因此可选用耐青霉素酶的半合成青霉素或头孢菌素，如苯唑西林钠、氯唑西林、头孢呋辛钠等，联合氨基糖苷类如阿米卡星等，亦有较好疗效。阿莫西林、氨苄西林与酶抑制剂组成的复方制剂对产酶金黄色葡萄球菌有效，亦可选用。对于抗甲氧西林金黄色葡萄球菌，则应选用万古霉素、替考拉宁等，近年国外还应用链阳霉素和噁唑烷酮类药物(如利奈唑胺)。万古霉素1～2 g/d静脉滴注，或替考拉宁首日0.8 g静脉滴注，以后0.4 g/d，偶有药物热、皮疹、静脉炎等不良反应。临床选择抗菌药物时可参考细菌培养的药物敏感试验。

(三)肺炎支原体肺炎

肺炎支原体肺炎是由肺炎支原体引起的呼吸道和肺部的急性炎症改变，常同时有咽炎、支气管炎和肺炎。支原体肺炎占非细菌性肺炎的1/3以上，或各种原因引起的肺炎的10%。秋冬季节发病较多，但季节性差异并不显著。

1.临床表现

本病潜伏期2～3周，通常起病较缓慢。症状主要为乏力、咽痛、头痛、咳嗽、发热、食欲缺乏、腹泻、肌痛、耳痛等。咳嗽多为阵发性刺激性呛咳，咳少量黏液。发热可持续2～3周，体温恢复正常后可能仍有咳嗽。偶伴有胸骨后疼痛。肺外表现更为常见，如皮炎（斑丘疹和多形红斑）等。体格检查可见咽部充血，儿童偶可并发鼓膜炎或中耳炎，颈淋巴结肿大。胸部体格检查与肺部病变程度常不相称，可无明显体征。

2.辅助检查

（1）X线检查：X线显示肺部多种形态的浸润影，呈节段性分布，以肺下野多见，有的从肺门附近向外伸展。病变常经3～4周后自行消散。部分患者出现少量胸腔积液。

（2）血常规检查：血白细胞总数正常或略增高，以中性粒细胞为主。

（3）病原体检查：起病2周后，约2/3的患者冷凝集试验阳性，滴度＞1∶32，如果滴度逐步升高，更有诊断价值。约半数患者对链球菌MG凝集试验阳性。凝集试验为诊断肺炎支原体感染的传统实验方法，但其敏感性与特异性均不理想。血清支原体IgM抗体的测定（酶联免疫吸附试验最敏感，免疫荧光法特异性强，间接血凝法较实用）可进一步确诊。直接检测标本中肺炎支原体抗原，可用于临床早期快速诊断。单克隆抗体免疫印迹法、核酸杂交技术及聚合酶链反应技术等具有高效、特异而敏感等优点，易于推广，对诊断肺炎支原体感染有重要价值。

3.治疗要点

早期使用适当抗菌药物可减轻症状及缩短病程。本病有自限性，多数病例不经治疗可自愈。大环内酯类抗菌药物为首选，如红霉素、罗红霉素和阿奇霉素。氟喹诺酮类如左氧氟沙星、加替沙星和莫西沙星等，四环素类也用于肺炎支原体肺炎的治疗。疗程一般为2～3周。因肺炎支原体无细胞壁，青霉素或头孢菌素类等抗菌药物无效。对剧烈呛咳者，应适当给予镇咳药。若继发细菌感染，可根据痰病原学检查，选用针对性的抗菌药物治疗。

（四）肺炎衣原体肺炎

肺炎衣原体肺炎是由肺炎衣原体引起的急性肺部炎症，常累及上下呼吸道，可引起咽炎、喉炎、扁桃体炎，鼻窦炎、支气管炎和肺炎。其常在聚居场所的人群中流行，如军队、学校、家庭，通常感染所有的家庭成员，但3岁以下的儿童患病较少。

1.临床表现

本病起病多隐袭，早期表现为上呼吸道感染症状，临床上与支原体肺炎颇为相似。通常症状较轻，发热、寒战、肌痛、干咳，非胸膜炎性胸痛，头痛、不适和乏力。少有咯血。发生咽喉炎者表现为咽喉痛、声音嘶哑，有些患者可表现为双阶段病程：开始表现为咽炎，经对症处理好转，1～3周后又发生肺炎或支气管炎，咳嗽加重。少数患者可无症状。肺炎衣原体感染时也可伴有肺外表现，如中耳炎，关节炎，甲状腺炎，脑炎，吉兰-巴雷综合征等。体格检查肺部偶闻湿啰音，随肺炎病变加重湿啰音可变得明显。

2.辅助检查

(1)血常规检查：血白细胞计数正常或稍高，血沉加快。

(2)病原体检查；可从痰、咽拭子、咽喉分泌物、支气管肺泡灌洗液中直接分离肺炎衣原体。也可用聚合酶链反应方法对呼吸道标本进行DNA扩增。原发感染者，早期可检测血清IgM，急性期血清标本如IgM抗体滴度多1∶16或急性期和恢复期的双份血清IgM或IgG抗体有4倍以上的升高。再感染者IgG滴度1∶512或4倍增高，或恢复期IgM有较大的升高。咽拭子分离出肺炎衣原体是诊断的金标准。

(3)X线检查：X线胸片表现以单侧、下叶肺泡渗出为主。可有少到中量的胸腔积液，多在疾病的早期出现。肺炎衣原体肺炎常可发展成双侧，表现为肺间质和肺泡渗出混合存在，病变可持续几周。原发感染的患者胸片表现多为肺泡渗出，再感染者则为肺泡渗出和间质病变混合型。

3.治疗要点

肺炎衣原体肺炎首选红霉素，亦可选用多西环素或克拉霉素，疗程均为14～21天。阿奇霉素0.5 g/d，连用5天。也可选用氟喹诺酮类。对发热、干咳、头痛等可对症治疗。

(五)病毒性肺炎

病毒性肺炎是由上呼吸道病毒感染，向下蔓延所致的肺部炎症，可发生在免疫功能正常或抑制的儿童和成人。本病大多发生于冬春季节，暴发或散发流行，密切接触的人群或有心肺疾病者容易罹患。社区获得性肺炎住院患者约8%为病毒性肺炎。婴幼儿、老人、原有慢性心肺疾病者或妊娠妇女，病情较重，甚至导致死亡。

1.临床表现

好发于病毒疾病流行季节，临床症状通常较轻，与支原体肺炎的症状相似，但起病较急，发热、头痛、全身酸痛、倦怠等较突出，常在急性流感症状尚未消退时，即出现咳嗽、少痰或白色黏液痰、咽痛等呼吸道症状。小儿或老年人易发生重症病毒性肺炎，表现为呼吸困难、发绀、嗜睡、精神萎靡，甚至发生休克、心力衰竭和呼吸衰竭等并发症，也可发生急性呼吸窘迫综合征。本病常无显著的胸部体征，病情严重者有呼吸浅速，心率增快，发绀，肺部干、湿啰音。

2.辅助检查

(1)血常规检查：白细胞计数正常、稍高或偏低，血沉通常在正常范围。

(2)病原体检查：痰涂片所见的白细胞以单核细胞居多，痰培养常无致病细菌生长。

(3)X线检查：胸部X线检查可见肺纹理增多，小片状浸润或广泛浸润，病情严重者显示双肺弥漫性结节性浸润，但大叶实变及胸腔积液者均不多见。病毒性肺炎的致病原不同，其X线征象亦有不同的特征。

3.治疗要点

治疗以对症为主，卧床休息，居室保持空气流通，注意隔离消毒，预防交叉感染。给予足量维生素及蛋白质，多饮水及少量多次进软食，酌情静脉输液及吸氧。保持呼吸道通畅，及时消除上呼吸道分泌物等。

原则上不宜应用抗菌药物预防继发性细菌感染，一旦明确已合并细菌感染，应及时选用敏感的抗菌药物。

目前已证实较有效的病毒抑制药物：①利巴韦林具有广谱抗病毒活性，包括呼吸道合胞病毒、腺病毒、副流感病毒和流感病毒。0.8～1.0 g/d，分3或4次服用；静脉滴注或肌内注射每天10～15 mg/kg，分2次；亦可用雾化吸入，每次10～30 mg，加蒸馏水30 mL，每天2次，连续5～7天。②阿昔洛韦具有广谱、强效和起效快的特点，临床用于疱疹病毒、水痘病毒感染，尤其对免疫缺陷或应用免疫抑制剂者应尽早应用。每次5 mg/kg，静脉滴注，一天3次，连续给药7天。③更昔洛韦可抑制DNA合成。主要用于巨细胞病毒感染，7.5～15 mg/(kg·d)，连用10～15天。④奥司他韦为神经氨酸酶抑制剂，对甲、乙型流感病毒均有很好作用，耐药发生率低，75 mg，每天2次，连用5天。⑤阿糖腺苷具有广泛的抗病毒作用，多用于治疗免疫缺陷患者的疱疹病毒与水痘病毒感染，5～15 mg/(kg·d)，静脉滴注，每10～14天为1个疗程。⑥金刚烷胺有阻止某些病毒进入人体细胞及退热作用，临床用于流感病毒等感染。成人量每次100 mg，晨晚各1次，连用3～5天。

(六)肺真菌病

肺真菌病是最常见的深部真菌病。近年来由于广谱抗菌药物、糖皮质激素、细胞毒药物及免疫抑制剂的广泛使用,器官移植的开展,以及免疫缺陷病如艾滋病增多,肺真菌病有增多的趋势。真菌多在土壤中生长,孢子飞扬于空气中,被吸入到肺部引起肺真菌病(外源性)。有些真菌为寄生菌,当机体免疫力下降时可引起感染。体内其他部位真菌感染也可循淋巴或血液到肺部,为继发性肺真菌病。

1.临床表现

临床上表现为持续发热、咳嗽、咳痰(黏液痰或乳白色、棕黄色痰,也可有血痰)、胸痛、消瘦、乏力等症状。肺部体征无特异性改变。

2.辅助检查

肺真菌病的病理改变可有过敏、化脓性炎症反应或形成慢性肉芽肿。X线表现无特征性可为支气管肺炎、大叶性肺炎、单发或多发结节,乃至肿块状阴影和空洞。病理学诊断仍是肺真菌病的金标准。

3.治疗要点

轻症患者经去除诱因后病情常能逐渐好转,念珠菌感染常使用氟康唑、氟胞嘧啶治疗,肺曲霉病首选两性霉素B。肺真菌病重在预防,合理使用抗生素、糖皮质激素,改善营养状况加强口鼻腔的清洁护理,是减少肺真菌病的主要措施。

三、护理评估

(一)病因评估

主要评估患者发病史与健康史,询问与本病发生相关的因素,如有无受凉、淋雨、劳累等诱因,有无上呼吸道感染史了,有无性阻塞性肺疾病、糖尿病等慢性基础疾病,是否吸烟及吸烟量,是否长期使用激素、免疫抑制剂等。

(二)一般评估

1.生命体征

有无心率加快、脉搏细速、血压下降、脉压变小、体温不升、高热、呼吸困难等症状。

2.患者主诉

有无畏寒、发热、咳嗽、咳痰、胸痛、呼吸困难等症状。

3.精神和意识状态

有无精神萎靡、表情淡漠、烦躁不安、神志模糊等症状。

4.皮肤黏膜

有无发绀、肢端湿冷等症状。

5.尿量

疑有休克者,测每小时尿量。

6.相关记录

体温、呼吸、血压、心率、意识、尿量(必要时记录出入量),痰液颜色、性状和量等情况。

(三)身体评估

1.视诊

观察患者有无急性面容和鼻翼翕动等表现;有无面颊绯红、口唇发绀、有无唇周疱疹、有无皮肤黏膜出血判断患者意识是否清楚,有无烦躁、嗜睡、惊厥和表情淡漠等意识障碍;患者呼吸时双侧呼吸运动是否对称,有无一侧胸式呼吸运动的增强或减弱;有无三凹征,有无呼吸频率加快或节律异常。

2.触诊

有无头颈部浅表淋巴结肿大与压痛,气管是否居中,双肺触觉语颤是否对称;有无胸膜摩擦感。

3.听诊

有无闻及肺泡呼吸音减弱或消失,异常支气管呼吸音,胸膜摩擦音和干、湿啰音等。

(四)心理-社会评估

患者在疾病治疗过程中的心理反应与需求,家庭及社会支持情况,引导患者正确配合疾病的治疗与护理。

(五)辅助检查结果评估

1.血常规检查

有无白细胞计数和中性粒细胞比例增高及核左移、淋巴细胞增多。

2.胸部 X 线检查

有无肺纹理增粗、炎性浸润影等。

3.痰培养

有无致病菌生长,药敏试验结果如何。

4.血气分析

是否有 PaO_2 减低和/或 $PaCO_2$ 升高。

(六)治疗常用药效果的评估

(1)应用抗生素的评估要点:①记录每次给药的时间与次数,评估有无按时、按量给药,是否足疗程。②评估用药后患者症状有否缓解。③评估用药后患者是否出现皮疹、呼吸困难等变态反应。④评估用药后患者有无胃肠道不适,使用氨基糖苷类抗生素注意有无肾、耳等不良反应,老年人或肾功能减退者应特别注意有无耳鸣、头晕、唇舌发麻不良反应。⑤使用抗真菌药后,评估患者有无肝功能受损。

(2)使用血管活性药时,需密切监测与评估患者血压、心率情况及外周循环改善情况。评估药液有无外渗等。

四、主要护理诊断/问题

(一)体温过高

体温过高与肺部感染有关。

(二)清理呼吸道无效

清理呼吸道无效与气道分泌物多、痰液黏稠、胸痛、咳嗽无力等有关。

(三)潜在并发症

感染性休克。

五、护理措施

(一)体温过高

1.休息和环境

患者应卧床休息。环境应保持安静、阳光充足、空气清新,室温为 18～20 ℃,湿度为55%～60%。

2.饮食

提供足够热量、蛋白质和维生素的流质或半流质饮食,以补充高热引起的营养物质消耗。鼓励患者足量饮水(2～3 L/d)。

3.口腔护理

做好口腔护理,鼓励患者经常漱口,口唇疱疹者局部涂液体石蜡或抗病毒软膏。

4.病情观察

监测患者神志、体温、呼吸、脉搏、血压和尿量，做好记录，观察热型。重症肺炎不一定有高热，应重点观察儿童、老年人、久病体弱者的病情变化。

5.高热护理

寒战时注意保暖，及时添加被褥，给予热水袋时防止烫伤。高热时采用温水擦浴、冰袋、冰帽等物理降温措施，以逐渐降温为宜，防止虚脱。患者大汗时，及时协助擦汗和更换衣物，避免受凉。必要时遵医嘱使用退烧药。遵医嘱静脉补液，补充因发热丢失的水分和盐，加快毒素排泄的热量散发。心脏病或老年人应注意补液速度，避免过快导致急性肺水肿。

6.用药护理

遵医嘱及时使用抗生素，观察疗效和不良反应。如头孢唑啉钠可有发热、皮疹、胃肠道不适，偶见白细胞减少和丙氨酸氨基转移酶增高。喹诺酮类药（氧氟沙星、环丙沙星）偶见皮疹、恶心等。注意氨基糖苷类抗生素有肾、耳毒性的不良反应，老年人或肾功能减退者应慎用或适当减量。

（二）清理呼吸道无效

1.痰液观察

观察痰液颜色、性质、气味和量，如肺炎球菌肺炎呈铁锈色痰，克雷伯杆菌肺炎典型痰液为砖红色胶冻状，厌氧菌感染者痰液多有恶臭味等。最好应在用抗生素前留取痰标本，痰液采集后应在 10 分钟内接种培养。

2.鼓励患者有效咳嗽，清除呼吸道分泌物

痰液黏稠不易咳出、年老体弱者，可给予翻身、拍背、雾化吸入、机械吸痰等协助排痰。

（三）潜在并发症（感染性休克）

1.密切观察病情

一旦出现休克先兆，应及时通知医师，准备药品，配合抢救。

2.体位

将患者安置在监护室，仰卧中凹位，抬高头胸部 20°、抬高下肢约 30°，有利于呼吸和静脉血回流，尽量减少搬动。

3.吸氧

迅速给予高流量吸氧。

4.尽快建立两条静脉通道

遵医嘱补液，以维持有效血容量，输液速度个体化，以中心静脉压作为调整补液速度的指标，中心静脉压＜0.5 kPa(5 cmH_2O)可适当加快输液速度，中心静脉压≥1.0 kPa(10 cmH_2O)时，输液速度则不宜过快，以免诱发急性左心衰。

5.纠正水、电解质和酸碱失衡

监测和纠正钾、钠、氯和酸碱失衡。纠正酸中毒常用5%的碳酸氢钠静脉点滴，但输液不宜过多过快。

6.血管活性药物

在输入多巴胺、间羟胺等血管活性药物时，应根据血压随时调整滴速，维持收缩压在12.0～13.3 kPa(90～100 mmHg)，保证重要器官的血液供应，改善微循环。注意防止液体溢出血管外引起局部组织坏死。

7.糖皮质激素应用

糖皮质激素有抗炎抗休克，增强人体对有害刺激耐受力的作用，有利于缓解症状，改善病情，及时回升血压，可在有效抗生素使用的情况下短期应用，如氢化可的松100～200 mg或地塞米松5～10 mg静脉滴注，重症休克可加大剂量。

8.控制感染

联合使用广谱抗生素时，注意观察药物疗效和不良反应。

9.健康指导

(1)疾病预防指导：避免上呼吸道感染、受凉、淋雨、吸烟、酗酒，防止过度疲劳。尤其是免疫功能低下者(糖尿病、血液病、艾滋病、肝病、营养不良等)和慢性支气管炎、支气管扩张者。易感染人群如年老体弱者，慢性病患者可接种流感疫苗、肺炎疫苗等，以预防发病。

(2)疾病知识指导：对患者与家属进行有关肺炎知识的教育，使其了解肺炎的病因和诱因。指导患者遵医嘱按疗程用药，出院后定期随访。慢性病、长期卧床、年老体弱者，应注意经常改变体位、翻身、拍背，咳出气道痰液。

(3)就诊指标：出现高热、心率增快、咳嗽、咳痰、胸痛等症状及时就诊。

第四章 普外科护理

第一节 单纯性甲状腺肿

单纯性甲状腺肿是指非炎症和非肿瘤原因引起的不伴有临床甲状腺功能异常的甲状腺肿。甲状腺可呈弥漫性肿大或多结节肿大。本病可呈地方性分布，当人群单纯甲状腺肿的患病率超过10%时，称为地方性甲状腺肿；也可呈散发性分布，发病率约为5%。女性发病率是男性的3～5倍。

一、护理评估

(一)病因及发病机制

1.地方性甲状腺肿

引起该病的主要原因是碘缺乏，故又称碘缺乏性甲状腺肿，多见于山区和远离海洋的地区。由于土壤、水源、食物中含碘量很低，不能满足机体对碘的需要，导致甲状腺激素的合成不足，反馈性刺激垂体分泌过多的促甲状腺激素，刺激甲状腺增生肥大。

2.散发性甲状腺肿

原因较为复杂，外源性因素包括致甲状腺肿物质、药物和摄碘过多。目前认为患者体内产生的甲状腺生长免疫球蛋白仅能刺激甲状腺细胞生长，但不引起甲状腺激素合成增加而出现单纯性甲状腺肿。内源性因素有先天性甲状腺激素合成障碍，从而引起甲状腺肿。

3.生理性甲状腺肿

在青春发育期、妊娠期、哺乳期，机体对甲状腺激素需要量增加，可因相对性缺碘而出现甲状腺肿。

(二)健康史

评估患者的年龄、性别、病因、症状、治疗用药情况、既往疾病史、家族史，居住环境及周围有无类似疾病者。

(三)身体状况

患者一般无明显症状，查体可见甲状腺轻度、中度肿大，表面平滑、质软、无压痛。重度肿大的甲状腺可出现压迫症状，如压迫气管可出现咳嗽、呼吸困难，压迫食管可引起吞咽困难，压迫喉返神经引起声音嘶哑，胸骨后甲状腺肿压迫上腔静脉可出现面部青紫、水肿、颈部与胸部浅静脉扩张。

(四)实验室及其他检查

1.血液检查

血清甲状腺素(thyroxine，T_4)、3，5，3'-三碘甲腺原氨酸(3，5，3'triiodothyronine，T_3)正常，促甲状腺激素正常或偏高。血清甲状腺球蛋白水平增高，增高的程度与甲状腺肿的体积呈正相关。

2.甲状腺摄^{131}I率及T_3抑制试验

甲状腺摄^{131}I率增高但无高峰前移，可被T_3所抑制。

3.甲状腺扫描

甲状腺扫描可见弥漫性甲状腺肿，常呈均匀分布。

(五)心理-社会评估

患者可因颈部增粗而出现自卑心理及挫折感；由于缺乏疾病的相关知识，而怀疑肿瘤或癌变产生焦虑，甚至恐惧心理。注意评估患者有无焦虑、抑郁、自卑、恐惧等不良心理反应，能否积极配合治疗。

二、主要护理诊断

(一)身体意象紊乱

身体意象紊乱与甲状腺肿大致颈部增粗有关。

(二)潜在并发症

呼吸困难、声音嘶哑、吞咽困难等。

三、护理目标

患者的身体外观逐渐恢复正常，没有并发症的发生或发生后及时得到处理。

四、护理措施

(一)一般护理

适当休息，劳逸结合。指导患者多进食海带、紫菜等含碘丰富的食物，避免过多食用花生、萝卜等抑制甲状腺激素合成的食物。

(二)病情观察

观察患者甲状腺肿大的程度、质地，有无结节及压痛，颈部增粗的进展情况及有无局部压迫的表现。

(三)用药护理

1.补充碘剂

由于碘缺乏所致者，应补充碘剂，世界卫生组织推荐的成年人每天碘摄入量为 150 μg。在地方性甲状腺肿流行地区可采用碘化食盐防治。成年人，特别是结节性甲状腺肿患者，应避免大剂量碘治疗，以免诱发碘甲亢。由于摄入致甲状腺肿物质者，停用后甲状腺肿一般可自行消失。碘剂补充应适量，以免碘过量引起自身免疫性甲状腺炎和甲状腺功能减退症。

2.甲状腺肿的护理

甲状腺肿大明显的患者，可采用左甲状腺素或干甲状腺片口服。指导患者遵医嘱准确服药，不能随意增减量。观察甲状腺素治疗的效果和不良反应。如患者出现心动过速、呼吸急促、怕热多汗、食欲亢进、腹泻等甲状腺功能亢进症表现时，应及时通知医师并进行相应的处理。

(四)手术护理

有甲状腺肿压迫症状时，应积极配合医师进行手术治疗。

(五)心理护理

患者可因颈部增粗而有自卑心理及挫折感；由于疾病相关知识的缺乏，而怀疑肿瘤或癌变产生焦虑、恐惧的心理。护理中应向患者阐明单纯性甲状腺肿的病因和防治知识，与患者一起讨论引起甲状腺肿大的原因，使患者认识到经补碘等治疗后甲状腺肿可逐渐缩小或消失，消除患者的自卑与挫折感，正确认识疾病；帮助患者进行恰当的修饰打扮，改善其自我形象，树立战胜疾病的信心；积极与患者家属沟通,使家属能够给予患者心理支持。

(六)健康指导

1.饮食指导

指导患者摄取含碘丰富的食物,并适当使用碘盐,以预防缺碘所致地方性甲状腺肿;避免摄入阻碍甲状腺激素合成的食物,如花生、菠菜、卷心菜、萝卜等。

2.用药指导

指导患者按医嘱服药,每天碘摄入量适当,必要时可用尿碘监测碘营养水平。当尿碘中位数为 100～200 μg/L 时,是最适当的碘营养状态;当中位数＞300 μg/L为碘过量。对需长期使用甲状腺制剂患者,应告知其要坚持长期服药,以免停药后复发。教会患者观察药物疗效及不良反应。避免摄入阻碍甲状腺激素合成的药物,如碳酸锂、硫氰酸盐、保泰松等。

3.防治指导

在地方性甲状腺肿流行地区,开展宣传教育工作,指导患者补充碘盐,这是预防缺碘性地方性甲状腺肿最有效的措施。对青春发育期、妊娠期、哺乳期人群,应适当增加碘的摄入量。

五、护理评价

患者身体外观能逐渐恢复正常,没有并发症的发生或发生后及时得到处理。

第二节　胃十二指肠溃疡及并发症

一、胃溃疡和十二指肠溃疡

胃十二指肠溃疡是指发生于胃十二指肠黏膜的局限性圆形或椭圆形的全层黏膜缺损。溃疡的形成与胃酸-蛋白酶的消化作用有关。纤维内镜技术的不断完善、新型制酸剂和抗幽门螺杆菌药物的合理应用使得大部分患者经内科药物治疗可以痊愈,需要外科手术的溃疡患者显著减少。外科治疗主要用于溃疡穿孔、溃疡出血、瘢痕性幽门梗阻、药物治疗无效及恶变的患者。

(一)病因与发病机制

胃十二指肠溃疡病因复杂,是多种因素综合作用的结果。其中最为重要的是幽门螺杆菌感染、胃酸分泌异常和黏膜防御机制的破坏，某些药物的作用以及其他因素也参与溃疡病的发病。

1.幽门螺杆菌感染

幽门螺杆菌感染与消化性溃疡的发病密切相关。90%以上的十二指肠溃疡患者与近70%的胃溃疡患者中检出幽门螺杆菌感染，幽门螺杆菌感染者发展为消化性溃疡的累计危险率为15%～20%；幽门螺杆菌可分泌多种酶，部分幽门螺杆菌还可产生毒素，使细胞发生变性反应，损伤组织细胞。幽门螺杆菌感染破坏胃黏膜细胞与胃黏膜屏障功能，损害胃酸分泌调节机制，引起胃酸分泌增加，最终导致胃十二指肠溃疡。幽门螺杆菌被清除后，胃十二指肠溃疡易被治愈且复发率低。

2.胃酸分泌过多

溃疡只发生在经常与胃酸相接触的黏膜。胃酸过多的情况下，激活胃蛋白酶，可使胃十二指肠黏膜发生自身消化。十二指肠溃疡可能与迷走神经张力及兴奋性过度增高有关，也可能与壁细胞数量的增加及壁细胞对胃泌素、组胺、迷走神经刺激敏感性增高有关。

3.黏膜屏障损害

非甾体抗炎药(nonsteroidal antiinflammatory drug，NSAID)、肾上腺皮质激素、胆汁酸盐、乙醇等均可破坏胃黏膜屏障，造成 H^+ 逆流入黏膜上皮细胞，引起胃黏膜水肿、出血、糜烂，甚至溃疡。长期使用 NSAID 者胃溃疡的发生率显著增加。

4.其他因素

其他因素包括遗传、吸烟、心理压力和咖啡因等。遗传因素在十二指肠溃疡的发病中起一定作用。O 型血者患十二指肠溃疡的概率比其他血型者显著增高。

正常情况下，酸性胃液对胃黏膜的侵蚀作用和胃黏膜的防御机制处于相对平衡状态。如平衡受到破坏，侵害因子的作用增强、胃黏膜屏障等防御因子的作用削弱，胃酸、胃蛋白酶分泌增加，最终导致消化性溃疡的形成。

(二)临床表现

典型消化道溃疡的表现为节律性和周期性发作的腹痛，与进食有关，且呈现慢性病程。

1.症状

(1)十二指肠溃疡：主要表现为上腹部或剑突下的疼痛，有明显的节律性，与进食密切相关，常表现为餐后延迟痛(餐后3～4小时发作)，进食后腹痛能暂时缓解，服制酸药物能止痛。饥饿痛和夜间痛是十二指肠溃疡的特征性症状，与胃酸分泌过多有关，疼痛多为烧灼痛或钝痛，程度不一。腹痛具有周期性发作的特点，好发于秋冬季。十二指肠溃疡每次发作时，症状持续数周后缓解，间歇1～2个月再发。若间歇期缩短，发作期延长，腹痛程度加重，则提示溃疡病变加重。

(2)胃溃疡：腹痛是胃溃疡的主要症状，多于餐后0.5～1小时开始疼痛，持续1～2小时，进餐后疼痛不能缓解，有时反而加重，服用抗酸药物疗效不明显。疼痛部位在中上腹偏左，但腹痛的节律性不如十二指肠溃疡明显。胃溃疡经抗酸治疗后常容易复发，除易引起大出血、急性穿孔等严重并发症外，约有5%胃溃疡可发生恶变；其他症状如反酸、嗳气、恶心、呕吐、食欲减退，病程迁延可致消瘦、贫血、失眠、心悸及头晕等症状。

2.体征

溃疡活动期剑突下或偏右有一固定的局限性压痛，十二指肠溃疡压痛点在脐部偏右上方，胃溃疡压痛点位于剑突与脐的正中线或略偏左。缓解期无明显体征。

(三)实验室及其他检查

1.内镜检查

胃镜检查是诊断胃十二指肠溃疡的首选检查方法，可明确溃疡部位，并可经活检做病理学检查及幽门螺杆菌检测。

2.X线钡餐检查

X线钡餐检查可在胃十二指肠部位显示一周围光滑、整齐的龛影或见十二指肠壶腹部变形。上消化道大出血时不宜行钡餐检查。

(四)治疗要点

无严重并发症的胃十二指肠溃疡一般均采取内科治疗，外科手术治疗主要针对胃十二指肠溃疡的严重并发症进行治疗。

1.非手术治疗

(1)一般治疗：包括养成生活规律、定时进餐的良好习惯，避免过度劳累及精神紧张等。

(2)药物治疗：包括根除幽门螺杆菌、抑制胃酸分泌和保护胃黏膜的药物。

2.手术治疗

(1)适应证。十二指肠溃疡外科治疗：外科手术治疗的主要适应证包括十二指肠溃疡急性穿孔、内科无法控制的急性大出血、瘢痕性幽门梗阻以及经内科正规治疗无效的十二指肠溃疡，即顽固性溃疡。

胃溃疡外科手术治疗的适应证：①包括抗幽门螺杆菌措施在内的严格内科治疗8～12周，溃疡不愈合或短期内复发者。②发生胃溃疡急性大出血、溃疡穿孔及溃疡穿透至胃壁外者。③溃疡巨大（直径＞2.5 cm）或高位溃疡者。④胃十二指肠复合型溃疡者。⑤溃疡不能除外恶变或已经恶变者。

(2)手术方式。

1)胃大部切除术：这是治疗胃十二指肠溃疡的首选术式。胃大部切除术治疗溃疡的原理如下：①切除胃窦部，减少G细胞分泌的胃泌素所引起的体液性胃酸分泌。②切除大部分胃体，减少了分泌胃酸、胃蛋白酶的壁细胞和主细胞数量。③切除了溃疡本身及溃疡的好发部位。胃大部切除的范围是胃远侧2/3～3/4，包括部分胃体、胃窦部、幽门和十二指肠壶腹部的近胃部分。胃大部切除术后胃肠道重建的基本术式包括胃十二指肠吻合或胃空肠吻合。术式如下。

毕(Billrorh)Ⅰ式胃大部切除术：即在胃大部切除后将残胃与十二指肠吻合（图4-1），多适用于胃溃疡。其优点是重建后的胃肠道接近正常解剖生理状态，胆汁、胰液反流入残胃较少，术后因胃肠功能紊乱而引起的并发症亦较少；缺点是有时为避免残胃与十二指肠吻合口的张力过大致切除胃的范围不够，增加了术后溃疡的复发机会。

毕(Billrorh)Ⅱ式胃大部切除术：即切除远端胃后，缝合关闭十二指肠残端，将残胃与空肠行断端侧吻合（图4-2）。适用于各种胃及十二指肠溃疡，特别是十二指肠溃疡。十二指肠溃疡切除困难时，可行溃疡旷置。优点是即使胃切除较多，胃空肠吻合口张力也不致过大，术后溃疡复发率低；缺点是吻合方式改变了正常的解剖生理关系，术后发生胃肠道功能紊乱的可能性较毕Ⅰ式大。

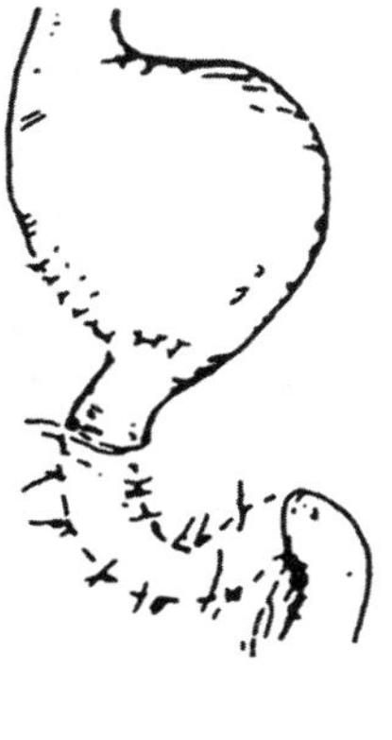

图4-1　毕Ⅰ式胃大部切除术

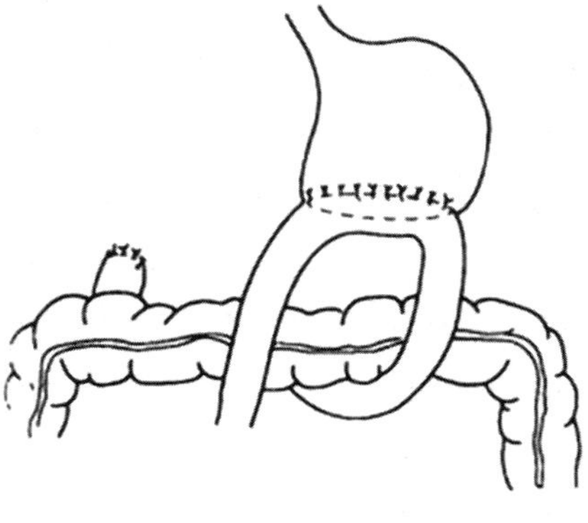

图4-2　毕Ⅱ式胃大部切除术

2)胃大部切除后胃空肠 Roux-en-Y 吻合术:即胃大部切除后关闭十二指肠残端,在距十二指肠悬韧带 10～15 cm 处切断空肠,将残胃和远端空肠吻合,据此吻合口以下 45～60 cm 处将空肠与空肠近侧断端吻合。此法临床应用较少,但有防止术后胆汁、胰液进入残胃的优点。

3)胃迷走神经切断术:此手术方式临床已较少使用。迷走神经切断术治疗溃疡的原理:①阻断迷走神经对壁细胞的刺激,消除神经性胃酸分泌。②阻断迷走神经引起的促胃泌素的分泌,减少体液性胃酸分泌。此法可分为 3 种类型:迷走神经干切断术,选择性迷走神经切断术,高选择性迷走神经切断术。

(五)常见护理诊断/问题

1.焦虑、恐惧

焦虑、恐惧与对疾病缺乏了解,担心治疗效果及预后有关。

2.疼痛

疼痛与胃十二指肠黏膜受侵蚀及手术后创伤有关。

3.潜在并发症

出血、感染、十二指肠残端破裂、吻合口瘘、胃排空障碍、消化道梗阻、倾倒综合征等。

(六)护理措施

1.术前护理

(1)心理护理:关心、了解患者的心理和想法,告知有关疾病治疗和手术的知识、手术前和手术后的配合,耐心解答患者的各种疑问,消除患者的不良心理,使其能积极配合疾病的治疗和护理。

(2)饮食护理:一般择期手术患者饮食宜少食多餐,给予高蛋白、高热量、高维生素等易消化的食物,忌酸辣、生冷、油炸、浓茶、烟酒等刺激性食品。患者营养状况较差或不能进食者常伴有贫血、低蛋白血症,术前应给予静脉输液,补充足够的热量,必要时补充血浆或全血,以改善患者的营养状况,提高其对手术的耐受力。术前 1 天进流质饮食,术前 12 小时禁食水。

(3)协助患者做好各种检查及手术前常规准备,做好健康教育,如教会患者深呼吸、有效咳嗽、床上翻身及肢体活动方法等。

(4)术日晨留置胃管,必要时遵医嘱留置胃肠营养管,并铺好麻醉床,备好吸氧装置,综合心电监护仪等。

2.术后护理

(1)病情观察:术后严密观察患者生命体征的变化,每 30 分钟测量 1 次,直至血压平稳，如病情较重仍需每 1～2 小时测量 1 次，或根据医嘱给予心电监护。同时观察患者神志、体温、尿量、伤口渗血、渗液情况，并且注意有无内出血、腹膜刺激征、腹腔脓肿等迹象，发现异常及时通知医师给予处理。

(2)体位：患者去枕平卧，头后仰偏向一侧，麻醉清醒、血压平稳后改半卧位，以保持腹部松弛，减少切口缝合处张力，减轻疼痛和不适，以利腹腔引流，也有利于呼吸和循环。

(3)引流管护理：十二指肠溃疡术后患者常留有胃管、导尿管及腹腔引流管等。护理时应注意：①妥善固定各种引流管，防止松动和脱出，并做好标识，一旦脱出后不可自行插回。②保持引流通畅、持续有效，防止引流管受压、扭曲及折叠等，可经常挤捏引流管以防堵塞。如若堵塞，可在医师指导下用生理盐水冲洗引流管。③密切观察并记录引流液的性质、颜色和量，发现异常及时通知医师，协助处理。

留置胃管可减轻胃肠道张力，促进吻合口愈合。护理时还应注意：胃大部切除术后 24 小时内可由胃管内引流出少量血液或咖啡样液体，若引流液有较多鲜血，应警惕吻合口出血，需及时与医师联系并处理；术后胃肠减压量减少，腹胀减轻或消失，肠蠕动功能恢复，肛门排气后可拔除胃管。

(4)疼痛护理：术后切口疼痛的患者，可遵医嘱给予镇痛药物或应用自控止痛泵，应用自控止痛泵的患者应注意预防并处理可能发生的并发症，如尿潴留、恶心、呕吐等。

(5)禁食及静脉补液：禁食期间应静脉补充液体。因胃肠减压期间，引流出大量含有各种电解质的胃肠液，加之患者禁食、水，易造成水、电解质及酸碱失调和营养缺乏。因此，术后需及时补充患者所需的各种营养物质，包括糖、脂肪、氨基酸、维生素及电解质等，必要时输全血、血浆或清蛋白，以改善患者的营养状况，促进切口的愈合。同时详细记录 24 小时液体出入量，为合理补液提供依据。

(6)早期肠内营养支持的护理：术前或术中放置空肠喂养管的患者，术后早期(术后 24 小时)可经喂养管输注肠内营养制剂，对改善患者的全身营养状况、维持胃肠道屏障结构和功能、促进肠功能恢复等均有益处。护理时应注意：①妥善固定喂养管，避免过度牵拉，防止滑脱、移动、扭曲和受压；保持喂养管的通畅，每次输注前后及输注中间每隔4～6 小时用温开水或温生理盐水冲洗管道，防止营养液残留堵塞管腔。②肠内营养支持早期，应遵循从少到多、由慢至快和由稀到浓的原则，使肠道能更好地适应。③营养液的温度以 37 ℃左右为宜，温度偏低会刺激肠道引起肠痉挛，导致腹痛、腹泻；温度过高则可灼伤肠道黏膜，甚至可引起溃疡或出血。同时观察患者有无恶心、呕吐、腹痛、腹胀、腹泻和水、电解质紊乱等并发症的发生。

(7)饮食护理:功能恢复、肛门排气后可拔除胃管,拔除胃管后当天可给少量饮水或米汤;如无不适,第 2 天进半量流食,每次 50～80 mL;第 3 天进全量流食,每次 100～150 mL;进食后若无不适,第 4 天可进半流质,以温、软、易于消化的食物为好;术后第 10～14 天可进软食,忌生、冷、硬和刺激性食物。要少食多餐,开始每天 5～6 餐,以后逐渐减少进餐次数并增加每餐进食量,逐步过渡到正常饮食。术后早期禁食牛奶及甜品,以免引起腹胀及胃酸。

(8)鼓励患者早期活动:围床期间,鼓励并协助患者翻身,病情允许时,鼓励并协助患者早期下床活动。如无禁忌,术日可活动四肢,术后第 1 天床上翻身或坐起做轻微活动,第 2～3 天视情况协助患者床边活动,第 4 天可在室内活动。患者活动量应根据个体差异而定,以不感到劳累为宜。

(9)胃大部切除术后并发症的观察及护理。

1)术后出血:包括胃和腹腔内出血。胃大部切除术后 24 小时内可由胃管内引流出少量血液或咖啡样液体,一般 24 小时内不超过 300 mL,且逐渐减少、颜色逐渐变浅变清,出血自行停止;若术后短期内从胃管不断引流出新鲜血液,24 小时后仍未停止,则为术后出血。发生在术后24 小时以内的出血,多属术中止血不确切;术后 4～6 天发生的出血,常为吻合口黏膜坏死脱落所致;术后 10～20 天发生的出血,与吻合口缝线处感染或黏膜下脓肿腐蚀血管有关。术后要严密观察患者的生命体征变化,包括血压、脉搏、心率、呼吸、神志和体温的变化;加强对胃肠减压及腹腔引流的护理,观察和记录胃液及腹腔引流液的量、颜色和性质,若短期内从胃管引流出大量新鲜血液,持续不止,应警惕有术后胃出血;若术后持续从腹腔引流管引出大量新鲜血性液体,应怀疑腹腔内出血,须立即通知医师协助处理。遵医嘱采用静脉给予止血药物、输血等措施,或用冰生理盐水洗胃,一般可控制。若非手术疗法不能有效止血或出血量大于每小时 500 mL 时,需再次手术止血,应积极完善术前准备,并做好相应的术后护理。

2)十二指肠残端破裂:一般多发生在术后 24～48 小时,是毕Ⅱ式胃大部切除术后早期的严重并发症,原因与十二指肠残端处理不当及胃空肠吻合口输入襻梗阻引起的十二指肠腔内压力升高有关。临床表现为突发性上腹部剧痛、发热和出现腹膜刺激征以及白细胞计数增加,腹腔穿刺可有胆汁样液体。一旦确诊,应立即进行手术治疗。

3)胃肠吻合口破裂或吻合口瘘:是胃大部切除术后早期并发症,常发生在术后1周左右。与术中缝合技术不当、吻合口张力过大、组织供血不足有关，表现为高热、脉速等全身中毒症状，上腹部疼痛及腹膜炎的表现。如发生较晚，多形成局部脓肿或外瘘。临床工作中应注意观察患者生命体征和腹腔引流情况，一般情况下，患者术后体温逐渐趋于正常，腹腔引流液逐日减少和变清。若术后腹腔引流量仍不减、伴有黄绿色胆汁或呈脓性、带臭味，伴腹痛，体温再次升高，应警惕吻合口瘘的可能，须及时通知医师，协助处理。处理：①出现吻合口破裂伴有弥漫性腹膜炎的患者须立即手术治疗，做好急症手术准备。②症状较轻无弥漫性腹膜炎的患者，可先行禁食、胃肠减压、充分引流，合理应用抗生素并给予肠外营养支持，纠正水、电解质紊乱和酸碱平衡失调。③保护瘘口周围皮肤，应及时清洁瘘口周围皮肤并保持干燥，局部可涂以氧化锌软膏或使用皮肤保护膜加以保护，以免皮肤破溃继发感染。经上述处理后多数患者吻合口瘘可在4～6周自愈；若经久不愈，须再次手术。

4)胃排空障碍：也称胃瘫，常发生在术后4～10天，发病机制尚不完全明了。临床表现为拔除胃管后，患者出现上腹饱胀、钝痛和呕吐，呕吐物含食物和胆汁，消化道X线造影检查可见残胃扩张、无张力、蠕动波少而弱，且通过胃肠吻合口不畅。处理措施：①禁食、胃肠减压，减少胃肠道积气、积液，降低胃肠道张力，使胃肠道得到充分休息，并记录24小时液体出入量。②输液及肠外营养支持，纠正低蛋白血症，维持水、电解质和酸碱平衡。③应用胃动力促进剂如甲氧氯普安、多潘立酮，促进胃肠功能恢复，也可用3%温盐水洗胃。一般经上述治疗均可痊愈。

5)术后梗阻：根据梗阻部位可分为输入襻梗阻、输出襻梗阻和吻合口梗阻。

输入襻梗阻可分为急、慢性两类。①急性完全性输入襻梗阻，多发生于毕Ⅱ式结肠前输入段对胃小弯的吻合术式。临床表现为上腹部剧烈疼痛，频繁呕吐，呕吐量少、多不含胆汁，呕吐后症状不缓解，且上腹部有压痛性肿块。系输出襻系膜悬吊过紧压迫输入襻，或是输入襻过长穿入输出襻与横结肠的间隙孔形成内疝所致，属闭襻性肠梗阻，易发生肠绞窄，应紧急手术治疗。②慢性不完全性输入襻梗阻患者，表现为进食后出现右上腹胀痛或绞痛，呈喷射状呕吐大量不含食物的胆汁，呕吐后症状缓解。多由于输入襻过长扭曲或输入襻过短在吻合口处形成锐角，使输入襻内胆汁、胰液和十二指肠液排空不畅而滞留。由于消化液潴留在输入襻内，进食后消化液分泌明显增加，输入襻内压力增高，刺激肠管发生强烈的收缩，引起喷射样呕吐，也称输入襻综合征。

输出襻梗阻：多因粘连、大网膜水肿或坏死、炎性肿块压迫所致。临床表现为上腹饱胀，呕吐食物和胆汁。如果非手术治疗无效，应手术解除梗阻。

吻合口梗阻：因吻合口过小或是吻合时胃肠壁组织内翻过多而引起，也可因术后吻合口炎性水肿出现暂时性梗阻。患者表现为进食后出现上腹部饱胀感和溢出性呕吐等，呕吐物含或不含胆汁。应即刻禁食，给予胃肠减压和静脉补液等保守治疗。若保守治疗无效，可手术解除梗阻。

6)倾倒综合征：由于胃大部切除术后，胃失去幽门窦、幽门括约肌、十二指肠壶腹部等结构对胃排空的控制，导致胃排空过速所产生的一系列综合征。可分为早期倾倒综合征和晚期倾倒综合征。

早期倾倒综合征：多发生在进食后半小时内，患者以循环系统症状和胃肠道症状为主要表现。患者可出现心悸、乏力、出汗、面色苍白等一过性血容量不足表现，并有恶心、呕吐、腹部绞痛、腹泻等消化道症状。处理：主要采用饮食调整，嘱患者少食多餐，饭后平卧 20～30 分钟，避免过甜食物、减少液体摄入量并降低食物渗透浓度，多数可在术后半年或一年内逐渐自愈。极少数症状严重而持久的患者需手术治疗。

晚期倾倒综合征：主要因进食后，胃排空过快，高渗性食物迅速进入小肠被过快吸收而使血糖急剧升高，刺激胰岛素大量释放，而当血糖下降后，胰岛素并未相应减少，继而发生低血糖，故又称低血糖综合征。表现为餐后 2～4 小时，患者出现心慌、无力、眩晕、出汗、手颤、嗜睡以至虚脱。消化道症状不明显，可有饥饿感，出现症状时稍进饮食即可缓解。饮食中减少糖类含量，增加蛋白质比例，少食多餐可防止其发生。

(七)健康指导

(1)向患者及家属讲解有关胃十二指肠溃疡的知识，使之能更好地配合治疗和护理。

(2)指导患者学会自我情绪调整，保持乐观进取的精神风貌，注意劳逸结合，减少溃疡病的客观因素。

(3)指导患者饮食应定时定量，少食多餐，营养丰富，以后可逐步过渡至正常人饮食。少食腌、熏食品，避免进食过冷、过烫、过辣及油煎炸食物，切勿酗酒、吸烟。

(4)告知患者及家属有关手术后期可能出现的并发症的表现和预防措施。

(5)定期随访，如有不适及时就诊。

二、胃十二指肠溃疡急性穿孔

胃十二指肠溃疡急性穿孔是胃十二指肠溃疡的严重并发症，为常见的外科急腹症。起病急，变化快，病情严重，需要紧急处理，若诊治不当可危及生命。其发生率呈逐年上升趋势，发病年龄逐渐趋于老龄化。十二指肠溃疡穿孔男性患者较多，胃溃疡穿孔则多见于老年妇女。

（一）病因及发病机制

溃疡穿孔是活动期胃十二指肠溃疡向深部侵蚀、穿破浆膜的结果。60％的胃溃疡穿孔发生在近幽门的胃小弯，而90％的十二指肠溃疡穿孔发生在壶腹部前壁偏小弯侧。急性穿孔后，具有强烈刺激性的胃酸、胆汁、胰液等消化液和食物进入腹腔，引起化学性腹膜炎和腹腔内大量液体渗出，6～8小时后细菌开始繁殖并逐渐转变为化脓性腹膜炎。病原菌以大肠埃希菌、链球菌多见。因剧烈的腹痛、强烈的化学刺激、细胞外液的丢失及细菌毒素吸收等因素，患者可出现休克。

（二）临床表现

1.症状

穿孔多突然发生于夜间空腹或饱食后，主要表现为突发性上腹部刀割样剧痛，很快波及全腹，但仍以上腹为重。患者疼痛难忍，常伴恶心、呕吐、面色苍白、出冷汗、脉搏细速、血压下降、四肢厥冷等表现。其后由于大量腹腔渗出液的稀释，腹痛略有减轻，继发细菌感染后，腹痛可再次加重；当胃内容物沿右结肠旁沟向下流注时，可出现右下腹痛。溃疡穿孔后病情的严重程度与患者的年龄、全身情况、穿孔部位、穿孔大小和时间以及是否空腹穿孔密切相关。

2.体征

体检时患者呈急性病容，表情痛苦，蜷屈位、不愿移动；腹式呼吸减弱或消失；全腹有明显的压痛、反跳痛，腹肌紧张呈“木板样”强直，以右上腹部最为明显，肝浊音界缩小或消失，可有移动性浊音，肠鸣音减弱或消失。

（三）实验室及其他检查

1.X线检查

大约80％的患者行站立位腹部X线检查时，可见膈下新月形游离气体影。

2.实验室检查

实验室检查提示血白细胞计数及中性粒细胞比例增高。

3.诊断性腹腔穿刺

临床表现不典型的患者可行诊断性腹腔穿刺，穿刺抽出液可含胆汁或食物残渣。

(四)治疗要点

根据病情选用非手术或手术治疗。

1.非手术治疗

(1)适应证:一般情况良好,症状及体征较轻的空腹状态下穿孔者;穿孔超过24小时,腹膜炎症已局限者;胃十二指肠造影证实穿孔已封闭者;无出血、幽门梗阻及恶变等并发症者。

(2)治疗措施:①禁食、持续胃肠减压,减少胃肠内容物继续外漏,以利于穿孔的闭合和腹膜炎症消退。②输液和营养支持治疗,以维持机体水、电解质平衡及营养需求。③全身应用抗生素,以控制感染。④应用抑酸药物,如给予 H_2 受体阻断剂或质子泵拮抗剂等制酸药物。

2.手术治疗

(1)适应证:上述非手术治疗措施6~8小时,症状无减轻,而且逐渐加重者要改手术治疗。②饱食后穿孔,顽固性溃疡穿孔和伴有幽门梗阻、大出血、恶变等并发症者,应及早进行手术治疗。

(2)手术方式。①单纯缝合修补术:即缝合穿孔处并加大网膜覆盖。此方法操作简单,手术时间短,安全性高。适用于穿孔时间超过8小时,腹腔内感染及炎症水肿严重者;以往无溃疡病史或有溃疡病史但未经内科正规治疗,无出血、梗阻并发症者;有其他系统器质性疾病不能耐受急诊彻底性溃疡切除手术者。②彻底的溃疡切除手术(连同溃疡一起切除的胃大部切除术):手术方式包括胃大部切除术,对十二指肠溃疡穿孔行迷走神经切断加胃窦切除术,或缝合穿孔后行迷走神经切断加胃空肠吻合术,或行高选择性迷走神经切断术。

(五)常见护理诊断/问题

1.疼痛

疼痛与胃十二指肠溃疡穿孔后消化液对腹膜的强烈刺激及手术后切口有关。

2.体液不足

体液不足与溃疡穿孔后消化液的大量丢失有关。

(六)护理措施

1.术前护理/非手术治疗的护理

(1)禁食、胃肠减压:溃疡穿孔患者要禁食禁水,有效地胃肠减压,以减少胃肠内容物继续流入腹腔。做好引流期间的护理,保持引流通畅和有效负压,注意观察和记录胃液的颜色、性质和量。

(2)体位:休克者取休克体位(头和躯干抬高 20°～30°、下肢抬高 15°～20°),以增加回心血量;无休克者或休克改善后取半卧位,以利于漏出的消化液积聚于盆腔最低位和便于引流,减少毒素的吸收,同时也可降低腹壁张力和减轻疼痛。

(3)静脉输液,维持体液平衡。①观察和记录 24 小时液体出入量,为合理补液提供依据。②给予静脉输液,根据出入量和医嘱,合理安排输液的种类和速度,以维持水、电解质及酸碱平衡;同时给予营养支持和相应护理。

(4)预防和控制感染:遵医嘱合理应用抗菌药。

(5)做好病情观察:密切观察患者生命体征、腹痛、腹膜刺激征及肠鸣音变化等。若经非手术治疗6～8 小时病情不见好转,症状、体征反而加重者,应积极做好急诊手术准备。

2.术后护理

加强术后护理,促进患者早日康复。

三、胃十二指肠溃疡大出血

胃十二指肠溃疡出血是上消化道大出血中最常见的原因,占 50%以上。其中 5%～10%需要手术治疗。

(一)病因与病理

因溃疡基底的血管壁被侵蚀而导致破裂出血,患者过去多有典型溃疡病史,近期可有服用非甾体抗炎药物、疲劳、饮食不规律等诱因。胃溃疡大出血多发生在胃小弯,出血源自胃左、右动脉及其分支或肝胃韧带内较大的血管。十二指肠溃疡大出血通常位于壶腹部后壁,出血多来自胃十二指肠动脉或胰十二指肠上动脉及其分支;溃疡基底部的血管侧壁破裂出血不易自行停止,可引发致命的动脉性出血。大出血后,因血容量减少、血压下降、血流变慢,可在血管破裂处形成血凝块而暂时止血。由于胃酸、胃肠蠕动和胃十二指肠内容物与溃疡病灶的接触,部分病例可发生再次出血。

(二)临床表现

1.症状

患者的主要表现是呕血和黑便,多数患者只有黑便而无呕血,迅猛的出血则表现为大量呕血和排紫黑色血便。呕血前患者常有恶心,便血前多突然有便意,呕血或便血前后患者常有心悸、目眩、无力甚至昏厥。如出血速度缓慢则血压、脉搏改变不明显。如果短期内失血量超过400 mL时,患者可出现面色苍白、口渴、脉搏快速有力,血压正常或略偏高的循环系统代偿表现;当失血量超过 800 mL时,可出现休克症状,患者烦躁不安、出冷汗、脉搏细速、血压下降、呼吸急促、四肢厥冷等。

2.体征

腹稍胀,上腹部可有轻度压痛,肠鸣音亢进。

(三)实验室及其他检查

1.内镜检查

胃十二指肠纤维镜检查可明确出血原因和部位,出血 24 小时内阳性率可达 70%～80%,超过 24 小时则阳性率下降。

2.血管造影

选择性腹腔动脉或肠系膜上动脉造影可明确病因与出血部位,并可采取栓塞治疗或动脉注射垂体升压素等介入性止血措施。

3.实验室检查

大量出血早期,由于血液浓缩,血常规变化不大;以后红细胞计数、血红蛋白、血细胞比容均呈进行性下降。

(四)治疗要点

胃十二指肠溃疡出血的治疗原则:补充血容量防止失血性休克,尽快明确出血部位并采取有效止血措施。

1.非手术治疗

(1)补充血容量:迅速建立静脉通路,快速静脉输液、输血。失血量达全身总血量的 20%时,应输注右旋糖酐、羟乙基淀粉或其他血浆代用品,出血量较大时可输注浓缩红细胞,必要时可输全血,保持血细胞比容不低于 30%。

(2)禁食、留置胃管:用生理盐水冲洗胃腔,清除血凝块,直至胃液变清。还可经胃管注入 200 mL 含8 mg去甲肾上腺素的生理盐水溶液,每 4～6 小时 1 次。

(3)应用止血、制酸等药物:经静脉或肌内注射巴曲酶等止血药物;静脉给予 H_2 受体拮抗剂(西咪替丁等)、质子泵抑制剂(奥美拉唑)或生长抑素等。

(4)胃镜下止血:急诊胃镜检查明确出血部位后同时实施电凝、激光灼凝、注射或喷洒药物、钛夹夹闭血管等局部止血措施。

2.手术治疗

(1)适应证:①重大出血,短期内出现休克,或短时间内(6～8 小时)需输入大量血液(>800 mL)方能维持血压和血细胞比容者。②正在进行药物治疗的胃十二指肠溃疡患者发生大出血，说明溃疡侵蚀性大，非手术治疗难以止血或暂时血止后又复发。③60岁以上伴血管硬化症者自行止血机会较小，应及早手术。④近期发生过类似的大出血或合并溃疡穿孔或幽门梗阻。⑤胃镜检查发现动脉搏动性出血或溃疡底部血管显露、再出血危险性大者。

(2)手术方式：①胃大部切除术，适用于大多数溃疡出血的患者。②贯穿缝扎术，在病情危急，不能耐受胃大部切除手术时，可采用单纯贯穿缝扎止血法。③在贯穿缝扎处理溃疡出血后，可行迷走神经干切断加胃窦切除或幽门成形术。

(五)常见护理诊断/问题

1.焦虑、恐惧

焦虑、恐惧与突发胃十二指肠溃疡大出血及担心预后有关。

2.体液不足

体液不足与胃十二指肠溃疡出血致血容量不足有关。

(六)护理措施

1.非手术治疗的护理(包括术前护理)

(1)缓解焦虑和恐惧：关心和安慰患者，给予心理支持，减轻患者的焦虑和恐惧。及时为患者清理呕吐物。情绪紧张者，可遵医嘱适当给予镇静剂。

(2)体位：取平卧位，卧床休息。有呕血者，头偏向一侧。

(3)补充血容量：迅速建立多条畅通的静脉通路，快速输液、输血，必要时可行深静脉穿刺输液。开始输液时速度宜快，待休克纠正后减慢滴速。

(4)采取止血措施：遵医嘱应用止血药物或冰盐水洗胃，以控制出血。

(5)做好病情观察：严密观察患者生命体征的变化，判断、观察和记录呕血、便血情况，观察患者有无口渴、肢端湿冷、尿量减少等循环血量不足的表现。必要时测量中心静脉压并做好记录。观察有无鲜红色血性胃液从胃管流出，以判断有无活动性出血和止血效果。若出血仍在继续，短时间内(6～8小时)需大量输血(>800 mL)才能维持血压和血细胞比容，或停止输液、输血后，病情又恶化者，应及时报告医师，并配合做好急症手术的准备。

(6)饮食：出血时暂禁食，出血停止后，可进流质或无渣半流质饮食。

2.术后护理

加强术后护理，促进患者早日康复。

四、胃十二指肠溃疡瘢痕性幽门梗阻

胃十二指肠溃疡患者因幽门管、幽门溃疡或十二指肠壶腹部溃疡反复发作形成瘢痕狭窄、幽门痉挛水肿而造成幽门梗阻。

(一)病因与病理

瘢痕性幽门梗阻常见于十二指肠壶腹部溃疡和位于幽门的胃溃疡。溃疡引起幽门梗阻的机制有幽门痉挛、炎性水肿和瘢痕3种,前两种情况是暂时的和可逆的,在炎症消退、痉挛缓解后梗阻解除,无须外科手术;而瘢痕性幽门梗阻属于永久性,需要手术方能解除梗阻。梗阻初期,为克服幽门狭窄,胃蠕动增强,胃壁肌肉代偿性增厚。后期,胃代偿功能减退,失去张力,胃高度扩大,蠕动减弱甚至消失。由于胃内容物潴留引起呕吐而致水、电解质的丢失,导致脱水、低钾低氯性碱中毒;长期慢性不全性幽门梗阻者由于摄入减少,消化吸收不良,患者可出现贫血与营养障碍。

(二)临床表现

1.症状

患者表现为进食后上腹饱胀不适并出现阵发性胃痉挛性疼痛,伴恶心、嗳气与呕吐。呕吐多发生在下午或晚间,呕吐量大,一次达1 000～2 000 mL,呕吐物内含大量宿食,有腐败酸臭味,但不含胆汁。呕吐后自觉胃部舒适,故患者常自行诱发呕吐以缓解症状。患者常有少尿、便秘、贫血等慢性消耗表现。体检时可见患者常有消瘦、皮肤干燥、皮肤弹性消失等营养不良的表现。

2.体征

上腹部可见胃型和胃蠕动波,用手轻拍上腹部可闻及振水声。

(三)实验室及其他检查

1.内镜检查

内镜检查可见胃内有大量潴留的胃液和食物残渣。

2.X线钡餐检查

X线钡餐检查可见胃高度扩张,24小时后仍有钡剂存留(正常24小时排空)。已明确幽门梗阻者避免做此检查。

(四)治疗要点

瘢痕性幽门梗阻以手术治疗为主。最常用的术式是胃大部切除术,但年龄较大、身体状况极差或合并其他严重内科疾病者,可行胃空肠吻合加迷走神经切断术。

(五)常见护理诊断/问题

1.体液不足

体液不足与大量呕吐、胃肠减压引起水、电解质的丢失有关。

2.营养失调

低于机体需要量与幽门梗阻致摄入不足、禁食和消耗、丢失体液有关。

(六)护理措施

1.术前护理

(1)静脉输液:根据医嘱和电解质检测结果合理安排输液种类和速度,以纠正脱水及低钾、低氯性碱中毒。密切观察及准确记录24小时出入量,为静脉补液提供依据。

(2)饮食与营养支持:非完全梗阻者可给予无渣半流质饮食,完全梗阻者术前应禁食水,以减少胃内容物潴留。根据医嘱于手术前给予肠外营养,必要时输血或其他血液制品,以纠正营养不良、贫血和低蛋白血症,提高患者对手术的耐受力。

(3)采取有效措施,减轻疼痛,增进舒适。①禁食,胃肠减压:完全幽门梗阻患者给予禁食,保持有效胃肠减压,减少胃内积气、积液,减轻胃内张力。必要时遵医嘱给予解痉药物,以减轻疼痛,增加患者的舒适度。②体位:取半卧位,卧床休息。呕吐时,头偏向一侧。呕吐后及时为患者清理呕吐物。情绪紧张者,可遵医嘱给予镇静剂。

(4)洗胃:完全幽门梗阻者,除持续胃肠减压排空胃内潴留物外,须做术前胃的准备,即术前3天每晚用300～500 mL温盐水洗胃,以减轻胃黏膜水肿和炎症,有利于术后吻合口愈合。

2.术后护理

加强术后护理,促进患者早日康复。

第三节 脾 破 裂

一、概述

脾脏是一个血供丰富而质脆的实质性器官,脾脏是腹部脏器中最容易受损伤的器官，发生率占各种腹部损伤的40%左右。它被与其包膜相连的诸韧带固定在左上腹的后方，尽管有下胸壁、腹壁和膈肌的保护，但外伤暴力很容易使其破裂引起内出血。以真性破裂多见，约占85%。根据不同的病因，脾破裂分成两大类：①外伤性破裂，占绝大多数，都有明确的外伤史，裂伤部位以脾脏的外侧凸面为多，也可在内侧脾门处，主要取决于暴力作用的方向和部位。②自发性破裂，极少见，且主要发生在病理性肿大（门静脉高压症、血吸虫病、淋巴瘤等）的脾脏；仔细追询病史，多数仍有一定的诱因，如剧烈咳嗽、打喷嚏或突然改变体位等。

二、护理评估

（一）健康史

了解患者腹部损伤的时间、地点以及致伤源、伤情、就诊前的急救措施、受伤至就诊之间的病情变化，如果患者神志不清，应询问目击人员。患者一般有上腹火器伤、锐器伤或交通事故、工伤等外伤史或病理性（门静脉高压症、血吸虫病、淋巴瘤等）的脾脏肿大病史。

（二）临床表现

脾破裂的临床表现以内出血及腹膜刺激征为特征，并常与出血量和出血速度密切相关。出血量大而速度快的很快就出现低血容量性休克，伤情十分危急；出血量少而慢者症状轻微，除左上腹轻度疼痛外，无其他明显体征，不易诊断。随着时间的推移，出血量越来越大，才出现休克前期的表现，继而发生休克。由于血液对腹膜的刺激而有腹痛，起始在左上腹，慢慢涉及全腹，但仍以左上腹最为明显，同时有腹部压痛、反跳痛和腹肌紧张。

（三）诊断及辅助检查

创伤性脾破裂的诊断主要依赖：①损伤病史或病理性脾脏肿大病史。②临床有内出血的表现。③腹腔诊断性穿刺抽出不凝固血液等。④对诊断确有困难、伤情允许的病例，采用腹腔灌洗、B超、核素扫描、CT或选择性腹腔动脉造影等帮助明确诊断。B超是一种常用检查，可明确脾脏破裂程度。⑤实验室检查发现红细胞、血红蛋白和血细胞比容进行性降低，提示有内出血。

（四）治疗原则

随着对脾功能认识的深化，在坚持“抢救生命第一，保留脾第二”的原则下，尽量保留脾的原则已被绝大多数外科医师接受。彻底查明伤情后尽可能保留脾脏，方法有生物胶黏合止血、物理凝固止血、单纯缝合修补、部分脾切除等，必要时行全脾切除术。

(五)心理-社会因素

导致脾破裂的原因均是意外，患者痛苦大、病情重，且在创伤、失血之后，处于紧张状态，患者常有恐惧、急躁、焦虑，甚至绝望，又担心手术能否成功，对手术产生恐惧心理。

三、护理问题

(一)体液不足

体液不足与损伤致腹腔内出血、失血有关。

(二)组织灌注量减少

组织灌注量减少与导致休克的因素依然存在有关。

(三)疼痛

疼痛与脾部分破裂、腹腔内积血有关。

(四)焦虑或恐惧

焦虑或恐惧与意外创伤的刺激、出血及担心预后有关。

(五)潜在并发症

出血。

四、护理目标

(1)患者体液平衡能得到维持，不发生失血性休克。
(2)患者神志清楚，四肢温暖、红润，生命体征平稳。
(3)患者腹痛缓解。
(4)患者焦虑或恐惧程度缓解。
(5)护士要密切观察病情变化，如发现异常，及时报告医师，并配合处理。

五、护理措施

(一)一般护理

1.严密观察监护伤员病情变化

把患者的脉率、血压、神志、氧饱和度(SaO_2)及腹部体征作为常规监测项目，建立治疗时的数据，为动态监测患者生命体征提供依据。

2.补充血容量

建立两条静脉通路，快速输入平衡盐液及血浆或代用品，扩充血容量，维持水、电解质及酸碱平衡，改善休克状态。

3.保持呼吸道通畅

及时吸氧，改善因失血而导致的机体缺氧状态，改善有效通气量，并注意清除口腔中异物、义齿，防止误吸，保持呼吸道通畅。

4.密切观察患者尿量变化

怀疑脾破裂患者应常规留置导尿管，观察单位时间的尿量，如尿量>30 mL/h，说明患者休克已纠正或处于代偿期。如尿量<30 mL/h 甚至无尿，则提示患者已进入休克或肾衰竭期。

5.术前准备

观察中如发现继续出血(48 小时内输血超过 1 200 mL)或有其他脏器损伤，应立即做好药物皮试、备血、腹部常规备皮等手术前准备。

(二)心理护理

对患者要耐心做好心理安抚，让患者知道手术的目的、意义及手术效果，消除紧张恐惧心理，还要尽快通知家属并取得其同意和配合，使患者和家属都有充分的思想准备，积极主动配合抢救和治疗。

(三)术后护理

1.体位

术后应去枕平卧，头偏向一侧，防止呕吐物吸入气管，如清醒后血压平稳，病情允许可采取半卧位，以利于腹腔引流。患者不得过早起床活动。一般需卧床休息 10～14 天。以B超或 CT 检查为依据，观察脾脏愈合程度，确定能否起床活动。

2.密切观察生命体征变化

按时测血压、脉搏、呼吸、体温，观察再出血倾向。部分脾切除患者，体温持续在 38～40 ℃ 2～3 周，化验检查白细胞计数不高，称为“脾热”。对“脾热”的患者，按高热护理及时给予物理降温，并补充水和电解质。

3.管道护理

保持大静脉留置管输液通畅，保持无菌，定期消毒。保持胃管、导尿管及腹腔引流管通畅，妥善固定，防止脱落，注意引流物的量及性状的变化。若引流管引流出大量的新鲜血性液体，提示活动性出血，及时报告医师处理。

4.改善机体状况，给予营养支持

术后保证患者有足够的休息和睡眠，禁食期间补充水、电解质，避免酸碱平衡失调，肠功能恢复后方可进食。应给予高热量、高蛋白、高维生素饮食，静脉滴注复方氨基酸、血浆等，保证机体需要，促进伤口愈合，减少并发症。

(四)健康教育

(1)患者住院2～3周后出院，出院时复查CT或B超，嘱患者每月复查1次，直至脾损伤愈合，脾脏恢复原形态。

(2)嘱患者若出现头晕、口干、腹痛等不适，均应停止活动并平卧，及时到医院检查治疗。

(3)继续注意休息，脾损伤未愈合前避免体力劳动，避免剧烈运动，如弯腰、下蹲、骑摩托车等。注意保护腹部，避免外力冲撞。

(4)避免增加腹压，保持排便通畅，避免剧烈咳嗽。

(5)脾切除术后，患者免疫力低下，注意保暖，预防感冒，避免进入拥挤的公共场所。坚持锻炼身体，提高机体免疫力。

第四节　门静脉高压症

门静脉的正常压力是1.3～2.4 kPa(13～24 cmH_2O)，当门静脉血流受阻、血液淤滞时，压力＞2.4 kPa(24 cmH_2O)时，称为门静脉高压症，临床上常有脾大及脾功能亢进、食管胃底静脉曲张破裂出血、腹水等一系列表现。

门静脉主干由肠系膜上、下静脉和脾静脉汇合而成。门静脉系统位于两个毛细血管网之间，一端是胃、肠、脾、胰的毛细血管网，另一端连接肝小叶内的肝窦。门静脉流经肝脏的血液约占肝血流量的75%，肝动脉供血约占25%，由此可见肝脏的双重供血以门静脉供血为主。门静脉内的血含氧量较体循环的静脉血高，故门静脉对肝的供氧几乎和肝动脉相等。此外门静脉系统内无控制血流方向的静脉瓣，与腔静脉之间存在4个交通支：①胃底、食管下段交通支；②直肠下段、肛管交通支；③前腹壁交通支；④腹膜后交通支。这些交通支中，最主要的是胃底、食管下段交通支，上述交通支在正常情况下都很细小，血流量很少。

门静脉血液淤滞或血流阻力增加均可导致门脉高压，但以门静脉血流阻力增加更为常见。按阻力增加的部位，可将门静脉高压症分为肝前、肝内和肝后3型。在我国肝内型多见，其中肝炎后肝硬化是引起门静脉高压症的常见病因；但在西方国家，酒精性肝硬化是门脉高压最常见的原因。由于增生的纤维束和再生的肝细胞结节挤压肝小叶内的肝窦，使其变窄或闭塞，导致门静脉血流受阻，其次由于位于肝小叶间汇管区的肝动脉小分支和门静脉小分支之间的许多动静脉交通支大量开放，引起门静脉压力增高。肝前型门静脉高压症的常见病因是肝外门静脉血栓形成（脐炎、腹腔内感染、胰腺炎、创伤等）、先天畸形（闭锁、狭窄或海绵样变等）和外在压迫。肝前型门静脉高压症患者肝功能多正常或轻度损害，预后较好。肝后型门静脉高压症常见病因包括 Budd-Chiari 综合征、缩窄性心包炎、严重右心衰竭等。

一、护理评估

（一）健康史

应注意询问患者有无肝炎病史、酗酒、血吸虫病病史。既往有无出现肝昏迷、上消化道出血的病史，以及诱发的原因。对于原发病是否进行治疗。

（二）身体状况

（1）脾大、脾功能亢进：脾大程度不一，早期质软、活动，左肋缘下可扪及；晚期，脾内纤维组织增生而变硬，活动度减少，左上腹甚至左下腹可扪及肿大的脾脏并能出现左上腹不适及隐痛、胀满，常伴有血白细胞、血小板数量减少，称脾功能亢进。

（2）侧支循环建立与开放：门静脉与体静脉之间有广泛的交通支，在门静脉高压时，为了使淤滞在门静脉系统的血液回流，这些交通支大量开放，经扩张或曲张的静脉与体循环的静脉发生吻合而建立侧支循环。主要表现有以下几种。①食管下段与胃底静脉曲张：最常见，出现早，一旦曲张的静脉破裂可引起上消化道大出血，表现为呕血和黑便，是门静脉高压病最危险的并发症。由于肝功能损害引起凝血功能障碍，加之脾功能亢进引起的血小板减少，因此出血不易自止。②脐周围的上腹部皮下静脉曲张。③直肠下、肛管静脉曲张形成痔。

（3）腹水：由于门静脉压力增高，使门静脉系统毛细血管床滤过压增高；同时肝硬化引起的低蛋白血症，造成血浆胶体渗透压下降；以及淋巴液生成增加，使液体从肝表面、肠浆膜面漏入腹腔形成腹水。此外，由于中心血流量减少，刺激醛固酮分泌过多，导致水、钠潴留而加剧腹水形成。

（4）肝性脑病：门静脉高压症时由于门静脉血流绕过肝细胞或肝实质细胞功

能严重受损，导致有毒物质（如氨、硫醇、γ-氨基丁酸）不能代谢与解毒而直接进入体循环，从而对脑产生毒性作用并出现精神综合征，称为肝性脑病，是门静脉高压的并发症之一。肝性脑病常因胃肠道出血、感染、大量摄入蛋白质、镇静药物、利尿剂而诱发。

（5）其他：可伴有肝大、黄疸、蜘蛛病、肝掌、男性乳房发育、睾丸萎缩等。

（三）心理-社会状况

患者因反复发作、病情逐渐加重、面临手术、担心出现严重并发症和手术后的效果而有恐惧心理。另外由于治疗费用过高，长期反复住院治疗，以及生活工作严重受限产生长期的焦虑情绪。

（四）辅助检查

（1）血常规：脾功能亢进时，血细胞计数减少，以白细胞计数降至 3×10^9/L以下和血小板计数至（70～80）$\times10^9$/L最为明显。出血、营养不良、溶血、骨髓抑制都可引起贫血。

（2）肝功能检查：常有血浆清蛋白降低，球蛋白增高，白、球比例倒置；凝血酶原时间延长；还应做乙型肝炎病原学和甲胎蛋白检查。

（3）食管吞钡 X 线检查：在食管为钡剂充盈时，曲张的静脉使食管及胃底呈虫蚀样改变，曲张的静脉表现为蚯蚓样或串珠状负影。

（4）腹部超声检查：显示腹水、肝密度及质地异常、门静脉扩张。

（5）腹腔动脉造影的静脉相或直接肝静脉造影：可以使门静脉系统和肝静脉显影，确定静脉受阻部位及侧支回流情况，还可以为手术提供参考资料。

（五）治疗要点

外科治疗门静脉高压症主要是预防和控制食管胃底曲张静脉破裂出血。

1.食管胃底曲张静脉破裂出血

食管胃底曲张静脉破裂出血主要包括非手术治疗和手术治疗。

（1）非手术治疗。①常规处理：绝对卧床休息，立即建立静脉通道，输液、输血扩充血容量；维持呼吸道通畅，防止呕吐物引起窒息或吸入性肺炎。②药物止血：应用内脏血管收缩药，常用药物有垂体后叶素、三甘氨酚酸加压素和生长抑素。③内镜治疗：经纤维内镜将硬化剂直接注入曲张静脉，使之闭塞及黏膜下组织硬化，达到止血和预防再出血目的。④三腔管压迫止血：利用充气的气囊分别压迫胃底和食管下段的曲张静脉，达到止血目的。⑤经颈静脉肝内门体分流术：采用介入放射方法，经颈静脉途径在肝内静脉与门静脉主要分支间建立通道，置入支架以实现门体分流。主要适用于药物和内镜治疗无效、肝功能差不宜急诊手术的患者，或等待肝移植的患者。

(2)手术治疗：上述治疗无效时，应采用手术治疗，多主张行门-奇静脉断流术，目前多采用脾切除加贲门周围血管离断术；若患者一般情况好，肝功能较好的可行急诊分流术。血吸虫性肝硬化并食管胃底静脉曲张且门脉压力较高的，主张行分流术常用术式有门静脉-下腔静脉分流术，脾-肾静脉分流术。

2.严重脾大，合并明显的脾功能亢进

严重脾大，合并明显的脾功能亢进多见于晚期血吸虫病，也见于脾静脉栓塞引起的左侧门静脉高压症。这类患者单纯脾切除术效果良好。

3.肝硬化引起的顽固性腹水

肝硬化引起的顽固性腹水有效的治疗方法是肝移植。其他方法包括 TIPS 和腹腔-上腔静脉转流术。

4.肝移植

肝移植已成为外科治疗终末期肝病的有效方法，但供肝短缺，终身服用免疫抑制药的危险，手术风险，以及费用昂贵，限制了肝移植的推广。

二、护理诊断及合作性问题

(一)焦虑或恐惧

其与担心自身疾病的愈后不良，环境改变，对手术效果有疑虑，害怕检查、治疗有关。

(二)有窒息的危险

其与呕吐、咯血和置管有关。

(三)体液不足

其与呕吐、咯血、胃肠减压、不能进食有关。

(四)营养失调

其与摄入低于人体需要量有关。

(五)潜在并发症

上消化道大出血、肝性脑病。

三、护理目标

患者无焦虑和恐惧心情，无窒息发生，能得到及时的营养补充，肝功能及全身营养状况得到改善，体液平衡得到维持，无上消化道大出血、肝性脑病等并发症发生。

四、护理措施

（一）非手术治疗及术前护理

1.心理护理

通过谈话、观察等方法，及时了解患者心理状态，医护人员要针对性地做好解释及思想工作，多给予安慰和鼓励，使之增强信心、积极配合，以保证治疗和护理计划顺利实施。对急性上消化道大出血患者，要专人看护，关心体贴。工作中要冷静沉着，抢救操作应娴熟，使患者消除精神紧张和顾虑。

2.注意休息

术前保证充分休息，必要时卧床休息。可减轻代谢方面的负担，能增进肝血流量，有利于保护肝功能。

3.加强营养，采取保肝措施

(1)给低脂、高糖、高维生素饮食，一般应限制蛋白质饮食量，但肝功能尚好者可给予富含蛋白质饮食。

(2)营养不良、低蛋白血症者静脉输给支链氨基酸、人血清蛋白或血浆等。

(3)贫血及凝血机制障碍者可输给鲜血，肌内注射或静脉滴注维生素 K。

(4)适当使用肌苷、辅酶 A、葡萄糖醛酸内酯等保肝药物，补充 B 族维生素、维生素 C、维生素 E，避免使用巴比妥类、盐酸氯丙嗪、红霉素等有害肝功能的药物。

(5)手术前 3～5 天静脉滴注 GIK 溶液（每天补给葡萄糖200～250 g，并加入胰岛素及氯化钾），以促进肝细胞营养储备。

(6)在出血性休克及合并较重感染的情况下应及时吸氧。

4.防止食管胃底曲张静脉破裂出血

避免劳累及恶心、呕吐、便秘、咳嗽等使腹内压增高的因素，避免干硬食物或刺激性食物（辛辣食物或酒类），饮食不宜过热，口服药片应研成粉末冲服。手术前一般不放置胃管，必要时选细软胃管充分涂以液状石蜡，以轻巧手法协助患者徐徐吞入。

5.预防感染

手术前 2 天使用广谱抗生素。护理操作要遵守无菌原则。

6.分流手术前准备

除以上护理措施外，手术前 2～3 天口服新霉素或链霉素等肠道杀菌剂及甲硝唑，减少肠道氨的产生，防止手术后肝性脑病；手术前1天晚清洁灌肠，避免手术后肠胀气压迫血管吻合口；脾-肾静脉分流术前要检查明确肾功能正常。

7.食管胃底静脉曲张大出血三腔管压迫止血的护理

(1)准备：置管前先检查三腔管有无老化、漏气，向患者解释放置三腔管止血的目的、意义、方法和注意事项，以取得患者的配合；将食管气囊和胃气囊分别注气约150 mL和200 mL，观察后气囊是否膨胀均匀、弹性良好，有无漏气，然后抽空气囊，并分别做好标记备用。

(2)插管方法：管壁涂液状石蜡，经患者一侧鼻孔或口腔轻轻插入，边插边嘱患者做吞咽动作，直至插入50～60 cm；用注射器从胃管内抽得胃液后，向胃气囊注入150～200 mL空气，用止血钳夹闭管口，将三腔管向外提拉，感到不再被拉出并有轻度弹力时，利用滑车置在管端悬以0.5 kg重物做牵引压迫。然后抽取胃液观察止血效果，若仍有出血，再向食管气囊注入100～150 mL空气以压迫食管下端。置管后，胃管接胃肠减压器或用生理盐水反复灌洗，观察胃内有无新鲜血液吸出。若无出血，同时脉搏、血压渐趋稳定，说明出血已得到控制；反之，表明三腔管压迫止血失败。

(3)置管后护理：①患者半卧位或头偏向一侧，及时清除口腔、鼻咽腔分泌物，防止吸入性肺炎；②保持鼻腔黏膜湿润，观察调整牵引绳松紧度，防止鼻黏膜或口腔黏膜长期受压发生糜烂、坏死；三腔管压迫期间应每12小时放气10～20分钟，使胃黏膜局部血液循环暂时恢复，避免黏膜因长期受压而糜烂、坏死；③观察、记录胃肠减压引流液的量、颜色，判断出血是否停止，以决定是否需要紧急手术；若气囊压迫48小时后，胃管内仍有新鲜血液抽出，表明压迫止血无效，应紧急手术止血；④床旁备剪刀，若气囊上移阻塞呼吸道，可引起呼吸困难甚至窒息，应立即剪断三腔管；⑤拔管，三腔管放置时间不宜超过5天，以免食管、胃底黏膜长时间受压而缺血、坏死。气囊压迫24小时如出血停止，可考虑拔管。放松牵引，先抽空食管气囊、再抽空胃气囊，继续观察12～24小时，若无出血，让患者口服液状石蜡30～50 mL，缓慢拔出三腔管；若再次出血，可继续行三腔管压迫止血或手术。

(二)术后护理

(1)观察病情变化：密切关注有无手术后各种并发症的发生。

(2)防止分流术后血管吻合口破裂出血，48小时内平卧位或15°低半卧位；翻身动作宜轻柔；一般手术后卧床1周，做好相应生活护理；保持排尿排便通畅；分流术后短期内发生下肢肿胀，可予适当抬高。

(3)防止脾切除术后静脉血栓形成，手术后2周内定期或必要时隔天复查1次血小板计数，如超过每平方米60万时，考虑给抗凝处理，并注意用药前后凝血时间的变化。脾切除术后不再使用维生素K及其他止血药物。

(4)饮食护理，分流术后应限制蛋白质饮食，以免诱发肝性脑病。

(5)加强护肝，警惕肝性脑病：遵医嘱使用高糖、高维生素、能量合剂，禁用有损肝功能的药物。对分流术后患者，特别注意神志的变化，如发现有嗜睡、烦躁、谵妄等表现，警惕是肝性脑病发生，及时报告医师。

(三)健康指导

指导患者保持心情乐观愉快，保证足够的休息，避免劳累和较重体力劳动；禁忌烟酒和过热、刺激性强的食物；按医嘱使用护肝药物，定期来医院复查。

五、护理评价

患者有无焦虑和恐惧心情，有无窒息发生，能否得到及时的营养补充，肝功能及全身营养状况是否得到改善，体液平衡是否得到维持，有无上消化道大出血、肝性脑病等并发症发生。

第五节　胆　囊　炎

胆囊炎是最常见的胆囊疾病，常与胆石症同时存在。女性多于男性。胆囊炎分为急性和慢性两种。

一、临床表现

急性胆囊炎可出现右上腹撑胀疼痛，体位改变和呼吸时疼痛加剧，右肩或后背部放射性疼痛，高热，寒战，并可有恶心、呕吐。慢性胆囊炎常出现消化不良、上腹不适或钝痛，可有恶心、腹胀及嗳气，进食油腻食物后加剧。

胆囊炎并发胆石症者，结石嵌顿时，可引起穿孔，导致腹膜炎，疼痛加重，甚至出现中毒性休克或衰竭。胆囊炎胆石症可加重或诱发冠心病，引起心肌缺血性改变。专家认为：胆囊结石是诱发胆囊癌的重要因素之一。胆囊炎胆石症常可引起胰腺炎，由胆管疾病引起的急性胰腺炎约占50%。

二、治疗原则

(1)无症状的胆囊结石患者根据结石大小数目,胆囊壁病变确定是否手术及手术时机。应择期行胆囊切除术,有条件医院应用腹腔镜行胆囊切除术。

(2)有胆囊结石症状的患者用开放法或腹腔镜方法。

(3)胆囊结石伴有并发症时,如急性胆囊积液或积脓、急性胆石性胰腺炎、胆管结石或胆管炎,应即刻行胆囊切除术。

三、护理措施

(一)术前护理

(1)按一般外科术前常规护理。

(2)低脂饮食。

(3)急性期应给予静脉输液,以纠正电解质紊乱,输血或血浆,以改善全身情况。

(4)患者如有中毒性休克表现,应先补足血容量,用升压药等纠正休克,待病情好转后手术治疗。

(5)黄疸严重者,有皮肤瘙痒的表现,做好皮肤护理,防止瘙痒时皮肤破损,出现皮肤感染,同时注意黄疸患者由于胆管内胆盐缺乏,维生素 K 吸收障碍,容易引起凝血功能障碍,术前应注射维生素 K。出现高热者,按高热护理常规护理。

(6)协助医师做好各项检查,如肝功能、心电图、凝血酶原时间测定、超声波、胆囊造影等,肝功能损害严重者应给予保肝治疗。

(7)需做胆总管与胆管吻合术时,应做胆管准备。

(8)手术前一天晚餐禁食,术晨按医嘱留置胃管,抽尽胃液。

(二)术后护理

(1)按一般外科手术后护理常规及麻醉后护理常规护理。

(2)血压平稳后改为半坐卧位,以利于引流。

(3)禁食期间,给予静脉输液,维持水、电解质平衡。

(4)停留胃管,保持胃管通畅,观察引流液性质并记录量,术后 2～3 天肠蠕动恢复正常,可拔除胃管,进食流质,以后逐渐改为低脂半流质,注意患者进食后反应。

(5)注意腹部伤口渗液,如渗液多应及时更换敷料。

(6)停留 T 管引流，保持胆管引流管通畅，并记录 24 小时引流量及性质。

(7)引流管停留时间长，引流量多者，要注意患者饮食及消化功能，食欲缺乏者，可口服去氧胆酸、胰酶片或中药。

(8)胆总管内有残存结石或泥沙样结石，术后两周可行 T 管冲洗。

(9)防止 T 管脱落，除手术时要固定牢靠外，应将 T 管用别针固定于腹带上。

(10)防止逆行感染。T 管引流所接的消毒引流瓶(袋)每周更换两次，更换引流袋要在无菌操作下进行。腹壁引流伤口每天更换敷料一次。

(11)注意水、电解质平衡，注意有无低钾、低钠症状出现，注意黄疸消退情况。

(12)拔 T 管指征及注意事项：一般术后 10～14 天，患者无发热、无腹痛、大便颜色正常，黄疸消退，胆汁引流量逐日减少至 50 mL 以下，胆汁颜色正常，呈金黄色、澄清时，用低浓度的胆影葡胺做 T 管造影，以了解胆管远端是否通畅，如通畅可试行钳夹 T 管或提高 T 管距离腋后线10～20 mL，如有上腹胀痛、发热、黄疸加深等情况出现，说明胆管下端仍有梗阻，应立即开放引流管，继续引流，如钳夹 T 管 48 小时后无任何不适，方可拔管。拔管后1～2 天可有少量胆汁溢出，应及时更换敷料，如有大量胆汁外溢应报告医师处理。拔管后还应观察患者食欲及腹胀、腹痛、黄疸、体温和大便情况。

第六节　急性阑尾炎

急性阑尾炎是腹部外科最常见的疾病之一，是外科急腹症中最常见的疾病，其发病率约为1∶1 000。各年龄段人及妊娠期妇女均可发病，但以青年最为多见。阑尾切除术也是外科最常施行的一种手术。急性阑尾炎临床表现变化较多，需要与许多腹腔内外疾病相鉴别。早期明确诊断，及时治疗，可使患者在短期内恢复健康。若延误诊治，则可能出现严重后果。因此对本病的处理须予以重视。

一、病因

阑尾管腔较细且系膜短，常使阑尾扭曲，内容物排出不畅，阑尾管腔内本来就有许多微生物，远侧又是盲端，很容易发生感染。一般认为急性阑尾炎是由下列几种因素综合而发生的。

(一)梗阻

梗阻为急性阑尾炎发病最常见的基本因素，常见的梗阻原因：①粪石和粪块等。②寄生虫，如蛔虫堵塞。③阑尾系膜过短，造成阑尾扭曲，引起部分梗阻。④阑尾壁的改变，以往发生过急性阑尾炎后，肠壁可以纤维化，使阑尾腔变小，亦可减弱阑尾的蠕动功能。

(二)细菌感染

阑尾炎的发生也可能是细菌直接感染的结果。细菌可通过直接侵入、经由血运或邻接感染等方式侵入阑尾壁，从而形成阑尾的感染和炎症。

(三)其他

与急性阑尾炎发病有关的因素还有饮食习惯、遗传因素和胃肠道功能障碍等。阑尾先天性畸形，如阑尾过长、过度扭曲、管腔细小、血供不佳等都是易于发生急性炎症的条件。胃肠道功能障碍(如腹泻、便秘等)引起内脏神经反射，导致阑尾肌肉和血管痉挛，当超过正常强度时，可致阑尾管腔狭窄、血供障碍、黏膜受损，细菌入侵而致急性炎症。

二、病理

根据急性阑尾炎的临床过程和病理解剖学变化，可将其分为四种病理类型，这些不同类型可以是急性阑尾炎在其病变发展过程中不同阶段的表现，也可能是不同的病因和发病原理所产生的直接结果。

(一)急性单纯性阑尾炎

阑尾轻度肿胀，浆膜表面充血。阑尾壁各层组织间均有炎性细胞浸润，以黏膜和黏膜下层为最著；黏膜上可能出现小的溃疡和出血点，阑尾腔内可能有少量渗出液，临床症状和全身反应也较轻，如能及时处理，其感染可以消退、炎症完全吸收，阑尾也可恢复正常。

(二)急性化脓性阑尾炎

阑尾明显肿胀，壁内有大量炎性细胞浸润，可形成大量大小不一的微小脓肿；浆膜高度充血并有较多脓性渗出物，作为肌体炎症防御、局限化的一种表现，常有大网膜下移、包绕部分或全部阑尾。此类阑尾炎的阑尾已有不同程度的组织破坏，即使经保守治疗恢复，阑尾壁仍可留有瘢痕挛缩，致阑尾腔狭窄，因此，日后炎症可反复发作。

(三)坏疽性及穿孔性阑尾炎

坏疽性及穿孔性阑尾炎是一种重型的阑尾炎。根据阑尾血运阻断的部位，坏死范围可仅限于阑尾的一部分或累及整个阑尾。阑尾管壁坏死或部分坏死，呈暗紫色或黑色。阑尾腔内积脓，且压力升高，阑尾壁血液循环障碍。穿孔部位多存阑尾根部和尖端。穿孔如未被包裹，感染继续扩散，则可引起急性弥漫性腹膜炎。

(四)阑尾周围脓肿

急性阑尾炎化脓坏疽或穿孔，如果此过程进展较慢，大网膜可移至右下腹部，将阑尾包裹并形成粘连，形成炎性肿块或阑尾周围脓肿。

阑尾穿孔并发弥漫性腹膜炎最为严重，常见于坏疽穿孔性阑尾炎，婴幼儿大网膜过短、妊娠期的子宫妨碍大网膜下移，故易于在阑尾穿孔后出现弥漫性腹膜炎。由于阑尾炎症严重，进展迅速，局部大网膜或肠襻粘连尚不足以局限之，故一旦穿孔，感染很快蔓及全腹腔。患者有全身性感染、中毒和脱水等现象，有全腹性的腹壁强直和触痛，并有肠麻痹的腹胀、呕吐等症状。如不经适当治疗，病死率很高；即使经过积极治疗后全身性感染获得控制，也常因发生盆腔脓肿、膈下脓肿或多发性腹腔脓肿等并发症而需多次手术引流，甚至因下腹腔窦道、肠瘘、粘连性肠梗阻等并发症而使病情复杂、病期迁延。

三、临床表现

急性阑尾炎不论其病因如何，亦不论其病理变化为单纯性、化脓性或坏疽性，在阑尾未穿孔、坏死或并有局部脓肿以前，临床表现大致相似。多数急性阑尾炎都有较典型的症状和体征。

(一)症状

一般表现在3个方面。

1.腹痛不适

腹痛不适是急性阑尾炎最常见的症状，约有98%急性阑尾炎患者以此为首发症状。典型的急性阑尾炎腹痛开始时多在上腹部或脐周围，有时为阵发性，并常有轻度恶心或呕吐；一般持续6～36小时(通常约12小时)。当阑尾炎症涉及壁腹膜时，腹痛变为持续性并转移至右下腹部，疼痛加剧，不少患者伴有呕吐、发热等全身症状。此种转移性右下腹痛是急性阑尾炎的典型症状，70%以上的患者具有此症状。该症状在临床诊断上有重要意义，但也应该指出不少患者腹痛可能开始时即在右下腹，不一定有转移性腹痛，这可能与阑尾炎病理过程不同有关。没有明显管腔梗阻而直接发生的阑尾感染，腹痛可能一开始就是右下腹炎性持续性疼痛。异位阑尾炎在临床上虽同样也可有初期梗阻性、后期炎症性腹痛，但其最后腹痛所在部位因阑尾部位不同而异。

腹痛的轻重程度与阑尾炎的严重性之间并无直接关系。虽然腹痛的突然减轻一般显示阑尾腔的梗阻已解除或炎症在消退，但有时因阑尾腔内压过大或组织缺血坏死，神经末梢失去感受和传导能力，腹痛也可减轻；有时阑尾穿孔以后，由于腹腔内压随之减低，自觉的腹痛也可突然消失。故腹痛减轻，必须伴有体征消失，方可视为是病情好转的证据。

2.胃肠道症状

恶心、呕吐、便秘、腹泻等胃肠道症状是急性阑尾炎患者所常有的。呕吐是急性阑尾炎常见的症状，当阑尾管腔梗阻及炎症程度较重时更为突出。呕吐与发病前有无进食有关。阑尾炎发生于空腹时，往往仅有恶心；饱食后发生者多有呕吐；偶然于病程晚期亦见有恶心、呕吐者，则多由腹膜炎所致。食欲缺乏，不思饮食，则更为患者常见的现象。

当阑尾感染扩散至全腹时，恶心、呕吐可加重。其他胃肠道症状如食欲缺乏、便秘、腹泻等也偶可出现，腹泻多由于阑尾炎症扩散至盆腔内形成脓肿，刺激直肠而引起肠功能亢进，此时患者常有排便不畅、便次增多、里急后重及便中带黏液等症状。

3.全身反应

急性阑尾炎患者的全身症状一般并不显著。当阑尾化脓坏疽并有扩散性腹腔内感染时，可以出现明显的全身症状，如寒战、高热、反应迟钝或烦躁不安；当弥漫性腹膜炎严重时，可同时出现血容量不足与脓毒症表现，甚至有心、肺、肝、肾等生命器官功能障碍。

（二）体征

急性阑尾炎的体征在诊断上较自觉症状更具重要性。它的表现取决于阑尾的部位、位置的深浅和炎症的程度，常见的体征有下列几类。

1.患者体位

不少患者来诊时常见弯腰行走，且往往以双手按在右下腹部。在床上平卧时其右髋关节常呈屈曲位。

2.压痛和反跳痛

最主要和典型的是右下腹压痛，其存在是诊断阑尾炎的重要依据，典型的压痛较局限，位于麦氏点（阑尾点）或其附近。无并发症的阑尾炎其压痛点比较局限，有时可以用一个手指在腹壁找到最明显压痛点；待出现腹膜炎时，压痛范围可变大，甚至全腹压痛，但压痛最剧点仍在阑尾部位。压痛点具有重大诊断价值，即使患者自觉腹痛尚在上腹部或脐周围，体检时往往已能发现在右下腹有明显的压痛点，常借此可获得早期诊断。

年老体弱、反应差的患者炎症有时即使很重，但压痛可能比较轻微或必须深压才痛。压痛表明阑尾炎症的存在和其所在的部位，较转移性腹痛更具诊断意义。

反跳痛具有重要的诊断意义，体检时将压在局部的手突然松开，患者感到剧烈疼痛，更重于压痛。这是腹膜受到刺激的反应，可以更肯定局部炎症的存在。阑尾部位压痛与反跳痛的同时存在对诊断阑尾炎比单个存在更有价值。

3.右下腹肌紧张和强直

肌紧张是腹壁对炎症刺激的反应性痉挛，强直则是一种持续性不由自主的保护性腹肌收缩，都见于阑尾炎症已超出浆膜并侵及周围脏器或组织时。检查腹肌有无紧张和强直，要求动作轻柔，患者情绪平稳，以避免引起腹肌过度反应或痉挛，导致不正确结论。

4.疼痛试验

有些急性阑尾炎患者以下几种疼痛试验可能呈阳性，其主要原理是处于深部但有炎症的阑尾黏附于腰大肌或闭孔肌，在行以下各种试验时，局部受到明显刺激而出现疼痛。①结肠充气试验（Rovsing 征）：深压患者左下腹部降结肠处，患者感到阑尾部位疼痛。②腰大肌试验：患者左侧卧，右腿伸直并过度后伸时阑尾部位出现疼痛。③闭孔内肌试验：患者屈右髋右膝并内旋时感到阑尾部位疼痛。④直肠内触痛：直肠指检时按压右前壁患者有疼痛感。

（三）化验

急性阑尾炎患者的血常规、尿常规检查有一定重要性。90%的患者常有白细胞计数增多，是临床诊断的重要依据，一般为$(10\sim15)\times10^9/L$。随着炎症加重，白细胞数可以增加，甚至可为$20\times10^9/L$以上。但年老体弱或免疫功能受抑制的患者，白细胞数不一定增多，甚至反而下降。白细胞数增多常伴有核左移。急性阑尾炎患者的尿液检查一般无特殊改变，但对排除类似阑尾炎症状的泌尿系统疾病，如输尿管结石，常规检查尿液仍有必要。

四、诊断

多数急性阑尾炎的诊断以转移性右下腹痛或右下腹痛、阑尾部位压痛和白细胞计数升高三者为决定性依据。典型的急性阑尾炎(约占 80%)均有上述症状体征,易于据此做出诊断。对于临床表现不典型的患者,尚需考虑借助其他一些诊断手段,以做进一步确定。

五、鉴别诊断

典型的急性阑尾炎一般诊断并不困难,但在另一部分病例,由于临床表现并不典型,诊断相当困难,有时甚至诊断错误,以致采用错误的治疗方法或延误治疗,产生严重并发症,甚至死亡。要与急性阑尾炎相鉴别的疾病很多,常见的为以下 3 类。

(一)内科疾病

临床上,不少内科疾病具有急腹症的临床表现,常被误诊为急性阑尾炎而施行不必要的手术探查,将无病变的阑尾切除,甚至危及患者生命,故诊断时必须慎重。常见的需要与急性阑尾炎鉴别的内科疾病有以下几种。

1.急性胃肠炎

一般急性胃肠炎患者发病前常有饮食不慎或食物不洁史。症状虽亦以腹痛、呕吐、腹泻三者为主,但通常以呕吐或腹泻较为突出,有时在腹痛之前即已有吐泻。急性阑尾炎患者即使有吐泻,一般也不严重,且多发生在腹痛以后。

急性胃肠炎的腹痛有时虽很剧烈,但其范围较广,部位较不固定,更无转移至右下腹的特点。

2.急性肠系膜淋巴结炎

本病多见于儿童,往往发生于上呼吸道感染之后。患者过去大多有同样腹痛史,且常在上呼吸道感染后发作。起病初期于腹痛开始前后往往即有高热,此与一般急性阑尾炎不同;腹痛初起时即位于右下腹,而无急性阑尾炎之典型腹痛转移史。其腹部触痛的范围也较急性阑尾炎为广,部位亦较阑尾的位置高,并较靠近内侧。腹壁强直不甚明显,反跳痛也不显著。Rovsing 征和肛门指检都是阴性。

3.Meckel 憩室炎

Meckel 憩室炎往往无转移性腹痛,局部压痛点也在阑尾点之内侧,多见于儿童,由于1/3Meckel憩室中有胃黏膜存在,患者可有黑便史。Meckel 憩室炎穿孔时成为外科疾病。临床上如诊断为急性阑尾炎而手术中发现阑尾正常者,应即检查末段回肠至少约 100 cm，以视有无 Meckel 憩室炎，免致遗漏而造成严重后果。

4.局限性回肠炎

典型局限性回肠炎不难与急性阑尾炎相区别。但不典型急性发作时，右下腹痛、压痛及白细胞计数升高与急性阑尾炎相似，必须通过细致临床观察，发现局限性回肠炎所致的部分肠梗阻的症状与体征（如阵发绞痛和可触及条状肿胀肠襻），方能鉴别。

5.心胸疾病

心胸疾病如右侧胸膜炎、右下肺炎和心包炎等均可有反射性右侧腹痛，甚至右侧腹肌反射性紧张等，但这些疾病以呼吸、循环系统功能改变为主，一般没有典型急性阑尾炎的转移性右下腹痛和压痛。

6.其他

其他如过敏性紫癜、铅中毒等，均可有腹痛，但腹软无压痛。详细的病史、体检和辅助检查可予以鉴别。

(二)外科疾病

1.胃十二指肠溃疡急性穿孔

本病为常见急腹症，发病突然，临床表现可与急性阑尾炎相似。溃疡病穿孔患者多数有慢性溃疡史，穿孔大多发生在溃疡病的急性发作期。溃疡穿孔所引起的腹痛，虽也起于上腹部并可累及右下腹，但一般均迅速累及全腹，不像急性阑尾炎有局限于右下腹的趋势。腹痛发作极为突然，程度也颇剧烈，常可引致患者休克。体检时右下腹虽也有明显压痛，但上腹部溃疡穿孔部位一般仍为压痛最显著地方；腹肌的强直现象也特别显著，常呈“板样”强直。腹内因有游离气体存在，肝浊音界多有缩小或消失现象；X 线透视如能确定膈下有积气，有助于诊断。

2.急性胆囊炎

总体上急性胆囊炎的症状与体征均以右上腹为主，常可扪及肿大和有压痛的胆囊，Murphy 征阳性，辅以B 超不难鉴别。

3.右侧输尿管结石

本病有时表现与阑尾炎相似。但输尿管结石以腰部酸痛或绞痛为主，可有向会阴部放射痛，右肾区叩击痛(+)，肉眼或镜检尿液有大量红细胞，B 超检查和肾、输尿管、膀胱 X 线片(KUB)可确诊。

(三)妇科疾病

1.右侧异位妊娠破裂

这是育龄妇女最易与急性阑尾炎相混淆的疾病,尤其是未婚怀孕女性,诊断时更要细致。异位妊娠患者常有月经过期或近期不规则史,在腹痛发生以前,可有阴道不规则的出血史。其腹痛的发作极为突然,开始即在下腹部,并常伴有会阴部垂痛感觉。全身无炎症反应,但有不同程度的出血性休克症状。妇科检查常能发现阴道内有血液,子宫颈柔软而有明显触痛,一侧附件有肿大且具压痛;如阴道后穹隆或腹腔穿刺抽出新鲜不凝固血液,同时妊娠试验阳性可以确诊。

2.右侧卵巢囊肿扭转

本病可突然出现右下腹痛,囊肿绞窄坏死可刺激腹膜而致局部压痛,与急性阑尾炎相似。但急性扭转时疼痛剧烈而突然,坏死囊肿引起的局部压痛位置偏低,有时可扪到肿大的囊肿,都与阑尾炎不同,妇科双合诊或B超检查等可明确诊断。

3.其他

如急性盆腔炎、右侧附件炎、右侧卵巢滤泡或黄体破裂等,可通过病史、月经史、妇科检查、B超检查、后穹隆或腹腔穿刺等做出正确诊断。

六、治疗

手术切除是治疗急性阑尾炎的主要方法,但阑尾炎症的病理变化比较复杂,非手术治疗仍有其价值。

(一)非手术治疗

1.适应证

(1)患者一般情况差或因客观条件不允许,如合并严重心、肺功能障碍时,也可先行非手术治疗,但应密切观察病情变化。

(2)急性单纯性阑尾炎早期,药物治疗多有效,其炎症可吸收消退,阑尾能恢复正常,也可不再复发。

(3)当急性阑尾炎已被延误诊断超过48小时,病变局限,已形成炎性肿块,也应采用非手术治疗,待炎症消退,肿块吸收后,再考虑择期切除阑尾。当炎性肿块转成脓肿时,应先行脓肿切开引流,以后再进行择期阑尾切除术。

(4)急性阑尾炎诊断尚未明确,临床观察期间可采用非手术治疗。

2.方法

非手术治疗的内容和方法有卧床、禁食、静脉补充水、电解质和热量,同时应用有效抗生素及对症处理(如镇静、止痛、止吐等)。

(二)手术治疗

绝大多数急性阑尾炎诊断明确后均应采用手术治疗,以去除病灶、促进患者迅速恢复。但是急性阑尾炎的病理变化和患者条件常有不同,因此也要根据具体情况,对不同时期、不同阶段的患者采用不同的手术方式分别处理。

七、急救护理

(一)护理目标

(1)患者焦虑情绪明显好转,配合治疗及护理。

(2)患者主诉疼痛明显缓解或消失。

(3)术后未发生相关并发症或并发症发生后能得到及时治疗与处理。

(二)护理措施

1.非手术治疗

(1)体位:取半卧位休息,以减轻疼痛。

(2)饮食:轻者可进流质饮食,重症应禁食以减少肠蠕动,利于炎症局限。

(3)加强病情观察:定时测量生命体征,密切观察患者的腹部症状和体征,尤其注意腹痛的变化;观察期间禁用镇静止痛剂,如吗啡等,以免掩盖病情。

(4)避免增加肠内压力:禁服泻药及灌肠,以免肠蠕动加快,增高肠内压力,导致阑尾穿孔或炎症扩散。

(5)使用有效的抗生素控制感染。

(6)心理护理:耐心做好患者及家属的解释工作,减轻其焦虑和紧张情绪;向患者和家属介绍疾病相关知识,使之积极配合治疗和护理。

2.术后护理

(1)体位:患者全麻术后清醒或硬膜外麻醉平卧6小时后,血压平稳,采用半卧位,以减少腹壁张力,减轻切口疼痛,有利于呼吸和引流。

(2)饮食护理:患者术后禁食,禁食期间给予静脉补液。待肛门排气,肠蠕动恢复后,进流质饮食,逐渐向半流质和普食过渡。

(3)合理使用抗生素:术后遵医嘱及时正确使用抗生素,控制感染,防止并发症发生。

(4)早期活动:鼓励患者术后在床上活动,待麻醉反应消失后可起床活动,以促进肠蠕动恢复,防止肠粘连,增进血液循环,促进伤口愈合。

(5)切口的护理:①及时更换污染敷料,保持切口清洁、干燥。②密切观察切口愈合情况,及时发现出血及感染征象。

(6)引流管的护理:①妥善固定引流管和引流袋,防止引流管折叠、受压或牵拉而脱出,并减少牵拉引起的疼痛。②保持引流通畅,经常从近端至远端挤压引流管,防止血块或脓液堵塞。如发现引流液突然减少,应检查引流管有无脱落和堵塞。③观察并记录引流液的颜色、性状及量,准确记录 24 小时的引流量。当引流液量逐渐减少、颜色逐渐变淡至浆液性,患者体温及血象正常,可考虑拔管。④每周更换引流袋2～3 次。更换引流袋和敷料时,严格执行无菌操作,防止污染和避免引起逆行感染。

(7)术后并发症的观察及护理。①切口感染是阑尾切除术后最常见的并发症,多见于化脓性或穿孔性阑尾炎。切口感染可通过术中有效保护切口、彻底止血、消灭无效腔等措施得到预防。一般临床表现为术后 2～3 天体温升高,切口处出现红、肿、痛。治疗原则:先试穿刺抽脓液,一经确诊立即充分敞开引流。排出脓液,放置引流,定期换药,短期内可愈合。②粘连性肠梗阻:与局部炎性渗出、手术损伤和术后长期卧床等因素有关。早期手术、术后早期下床活动可以有效预防该并发症,完全性肠梗阻者应手术治疗。③腹腔内出血常发生在术后 24～48 小时内,多因阑尾系膜结扎线松脱或止血不彻底而引起。临床表现为腹痛、腹胀和失血性休克等。一旦发生出血,应立即输血、补液,紧急手术止血。④腹腔感染或脓肿多发生于化脓性或坏疽性阑尾炎术后,尤其阑尾穿孔伴腹膜炎的患者。患者表现为体温升高,腹痛、腹胀、腹部压痛及全身中毒症状。按腹膜炎治疗和护理原则处理。⑤阑尾残株炎:阑尾残端保留过长超过 1 cm 时,术后残株易复发炎症,仍表现为阑尾炎的症状。X 线钡剂检查可明确诊断。症状较重者,应手术切除阑尾残株。⑥粪瘘:很少见。残端结扎线脱落、盲肠原有结核或癌肿等病变、手术时误伤盲肠等因素均是发生粪瘘的原因。临床表现类似阑尾周围脓肿,经非手术治疗后,粪瘘多可自行闭合。少数需手术治疗。

(三)健康教育

(1)术前向患者解释禁食的目的和意义,指导患者采取正确的卧位。

(2)指导患者术后早期下床活动,促进肠蠕动恢复,避免肠粘连。

(3)术后鼓励患者进食营养丰富的食物,以利于伤口愈合。

(4)出院指导:若出现腹痛、腹胀等症状,应及时就诊。

第五章 骨科护理

第一节 锁骨骨折

一、基础知识

(一)解剖生理

锁骨又名“锁子骨”“缺盆骨”,位于胸廓前上部两侧,全骨浅居皮下,桥架于胸骨与肩峰之间,是联系肩胛带与躯干的唯一支架。其骨干较细,内侧 2/3 呈三棱棒形,凸向前,有胸锁乳突肌和胸大肌附着,中外 1/3 交界处是骨折的好发部位。锁骨的功能是支持肩胛骨,使上肢骨与胸廓之间保持一定的距离,从而保证上肢的灵活运动。骨折后,近折端受胸锁乳突肌的牵拉而向上向后移位,远折端因上肢本身重量牵拉而向下移位,又因胸大肌、斜方肌、背阔肌的牵拉而向前向内移位,造成断端重叠(图 5-1)。锁骨骨折可发生于各种年龄,但多见于儿童及青壮年,约有 2/3 为儿童患者,又以幼儿多见。

(二)病因

直接暴力和间接暴力均可造成锁骨骨折,但多为间接暴力所致。

(三)分类

1.横断骨折

跌倒时肩部外侧或手掌先着地,向上传导的外力经肩锁关节传至锁骨而发生骨折,以斜形或横断骨折为多。除有重叠移位,内侧段因胸锁乳突肌的牵拉向后上方移位，外侧段则由于上肢的重力和胸大肌、斜方肌、三角肌的牵拉而向前下方移位。

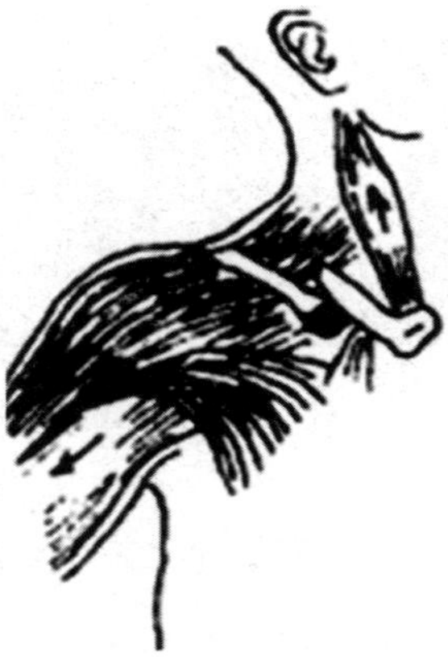

图 5-1 锁骨骨折

2.青枝骨折

幼儿骨质柔嫩而富有韧性，多发生青枝骨折。

3.粉碎骨折

直接暴力所致者，多因棒打、撞击等外力直接作用于锁骨而造成横断或粉碎骨折。粉碎骨折若严重移位，骨折片向下、向内移位时刺破胸膜或肺尖，可造成气胸、血胸。

(四)临床表现

骨折后局部疼痛、肿胀明显，锁骨上、下窝变浅或消失，骨折处异常隆起，出现功能障碍，患肩下垂并向前、内倾斜。患者常以健手托着患侧肘部，以减轻上肢重力牵拉而引起的疼痛。幼儿如不愿活动上肢，穿衣伸袖时哭闹，提示有锁骨骨折。X 线检查，可了解骨折和移位情况。

二、治疗原则

(1)幼儿青枝骨折用三角巾悬吊即可，有移位骨折用“8”字绷带固定 1～2 周。

(2)少年或成年人有移位骨折，手法复位“8”字石膏固定。手法复位可在局麻下进行。患者坐在木凳上，双手叉腰，肩部外旋后伸挺胸，医师站于背后，一脚踏在凳上，顶在患者肩胛间区，双手握住两肩向后、向外、向上牵拉纠正移位。复位后用纱布棉垫保护腋窝，用绷带缠绕两肩在背后交叉呈“8”字形，然后用石膏绷带同样固定，使两肩固定在高度后伸、外旋和轻度外展位置。固定后即可练习握拳、伸屈肘关节及双手叉腰后伸，卧木板床休息，肩胛区可稍垫高，保持肩部后伸。3～4周后拆除。锁骨骨折复位并不难，但不易保持位置，愈合后上肢功能无影响，所以临床不强求解剖复位。

(3)锁骨骨折合并神经、血管压迫症状，畸形愈合影响功能，不愈合或少数要求解剖复位者，可切开复位内固定。

三、护理

(一)护理要点

(1)手法复位固定患者，要经常检查固定情况，既保持有效固定，又不能压迫腋窝。若发现患肢有麻木、发凉、运动障碍时，说明固定过紧，压迫血管神经，应及时调整固定。

(2)对粉碎性骨折，不必强行按压碎片使之复位，以防其刺伤肺尖及臂丛神经。对此种类型患者要严密观察呼吸及患肢运动情况，以便及时发现有无气胸、血胸及神经症状。

(3)术后患者要严密观察伤口渗血及外周血循环、感觉、运动情况，发现问题及时记录并处理。

(4)保持正常固定姿势。复位后，站立时保持挺胸提肩，卧位时应去枕仰卧于硬板床上。两肩胛间垫一窄枕，以使两肩后伸、外展，维持良好的复位位置。局部未加固定的患者，不可随便更换卧位。

(二)护理问题

有肩关节强直的可能。

(三)护理措施

(1)向患者解释功能锻炼的目的是促进气血运行，防止患肢肿胀，避免肩关节僵直，以取得患者配合。

(2)正确适时指导患者功能锻炼。

(四)出院指导

(1)锁骨骨折复位固定后，极少发生骨折不愈合，即使复位稍差，骨折畸形愈合，也不影响上肢功能，应先向患者及家属说明情况。

(2)复位固定后即出院的患者，应告诉其保持正确姿势，早期禁止做肩前屈动作，防止骨折移位；解除外固定出院的患者，应告诉其全面练习肩关节活动的要求：首先分别练习肩关节每个方向的动作，重点练习薄弱方面如肩前屈，活动范围由小到大,次数由少到多,然后进行各方面动作的综合练习,如肩关节环转活动,两臂做“箭步云手”等。不可过于急躁,活动幅度不可过大,力量不可过猛,以免造成软组织损伤。

(3)按时用药,患者出院时将药的名称、剂量、时间、用法、注意事项,向患者介绍清楚。

(4)饮食调养,骨折早期宜进清淡可口、易消化的半流食或软食;骨折中后期,饮食宜富有营养,增加钙质、胶质和滋补肝肾食品。

(5)注意休息,保持心情愉快,勿急躁。

第二节　肱骨干骨折

一、基础知识

(一)解剖生理

肱骨干是指肱骨外科颈下 1 cm 至肱骨髁上 2 cm 之间的部分,肱骨干中下 1/3 交界处后外侧有桡神经沟,此处骨折易损伤桡神经;肱骨中段有营养动脉穿入下行,中段以下骨折易损伤营养血管而影响骨折愈合。此外,肱骨干骨折有时也伤及由上臂经过的肱动脉、肱静脉、正中神经和尺神经。

(二)病因

直接暴力和间接暴力均可造成肱骨干骨折,肱骨干的上 1/3、中 1/3 骨质较为坚硬。该段骨折多由直接暴力引起,如棍棒打击、重物挤压和机器缠绞等,折线多为横断或粉碎。肱骨干周围有许多肌肉附着,由于肩部和上臂周围肌肉牵拉,在不同平面的骨折可造成不同方向的移位。

(三)分类

1.肱骨干上 1/3 骨折

骨折线若在胸大肌附着点以下,三角肌止点以上,则近折端受三角肌、喙肱肌、肱二头肌和肱三头肌的牵拉而向上向外移位。

2.肱骨干中 1/3 骨折

骨折线若在三角肌止点以下,近折端受三角肌牵拉向前、向外移位,远折端受肱二头肌、肱三头肌牵拉而向上移位。如患者将患肢屈肘悬于胸前，远折端将向内旋转移位。

3.肱骨干下 1/3 骨折

肱骨干下 1/3 骨折多为间接暴力引起，折线多为斜形或螺旋形，暴力方向、前臂和肘关节的位置不同可引起不同移位，大多都有成角移位（图 5-2）。

图 5-2　肱骨干骨折

（四）临床表现

伤后患臂疼痛、肿胀明显、活动障碍，患肢不能抬举，局部有明显环形压痛和纵向叩击痛。检查时必须注意腕及手指的功能，以便确定是否合并有神经损伤。肱骨中下 1/3 骨折常易合并桡神经损伤，桡神经损伤后，可出现腕下垂、掌指关节不能伸直，拇指不能伸展，手背第 1、2 掌骨间（虎口区）皮肤感觉障碍。

二、治疗原则

（一）手法复位小夹板固定

肱骨干各型骨折均可在局麻下或臂丛麻醉下行手法整复，根据 X 片移位情况，分析受伤机制，采取复位手法。麻醉后，纵向牵引纠正重叠，推按骨折两断端复位，小夹板固定。长管型石膏也可固定，但限制肩、肘关节活动。若石膏过重造成骨端分离，影响骨折愈合。

（二）骨折合并桡神经损伤

骨折无移位，神经多为挫伤，用小夹板或石膏固定，观察 1～3 个月，神经无恢复可手术探查。骨折移位明显，桡神经有嵌入骨折断端可能。手法复位可造成神经断裂，应特别小心。手术探查神经时，同时做骨折复位内固定。晚期神经损伤多为压迫或粘连，应考虑手术治疗。

（三）开放骨折

伤势轻、无神经受损，可彻底清创，关闭伤口，闭合复位外固定，变开放伤为闭合伤。伤情重、错位多可彻底清创,探查神经、血管,同时复位固定骨折。

(四)陈旧性肱骨干骨折不愈合

肱骨干骨折无论用石膏或小夹板固定,都因肢体重量悬吊作用很少发生重叠、旋转及成角畸形,而因牵拉过度造成延迟愈合或不愈合者则多见,用石膏固定尤为常见。治疗肱骨干骨折时,要注意骨折断端分离,早期发现及时处理。已经不愈合者,应手术内固定并植骨以促进愈合。

三、护理要点

(一)非手术治疗及术前护理

(1)减轻或预防不良情绪。

(2)给予高蛋白、高热量、高维生素、含钙丰富的饮食。

(3)U形石膏托固定时可平卧。患肢以枕垫起,悬垂固定,2周内只能取坐位或半坐位。

(4)合并桡神经损伤者应注意预防皮肤溃疡。

(5)外固定期间注意观察伤肢血液循环,合并桡神经损伤者观察感觉和运动功能恢复情况,注意肱动脉、肱静脉损伤情况。如发生可出现肢端皮肤苍白、皮温低、肿胀、发绀、湿冷等。

(6)功能锻炼:①早、中期,骨折固定后立即进行伤臂肌肉的舒缩活动。握拳、腕伸屈及主动耸肩等动作,每天3次。②晚期,去除固定后逐渐行摆肩。肩屈伸、内收、外展、内外旋等练习。

(二)术后护理

(1)内固定术后或使用外展架固定者,宜半卧位,平卧位时患肢下垫软枕。

(2)疼痛的护理:①找出引起疼痛的原因。②手术切口疼痛可用镇痛药;缺血性疼痛及时解除压迫;感染时及时处理伤口,应用抗生素。③移动时保护患处。

(3)预防血管痉挛:进行神经修复和血管重建术后,可能出现血管痉挛,应做到以下几点。①避免一切不良刺激。②一周内应用扩血管、抗凝药物。③密切观察患肢血液循环变化。④功能锻炼。

四、健康指导

(1)注意保持功能体位。

(2)合并桡神经损伤者遵医嘱服用神经营养药物。

(3)继续进行功能锻炼:复位固定后即可进行手指主动伸屈运动。外固定或手术内固定者,2～3 周后进行腕、肘关节的主动运动和肩关节的内收、外展运动;4～6 周后进行肩关节的旋转活动。

(4)复诊:U 形石膏固定者,肿胀消退后复诊;悬吊石膏固定 2 周后更换长臂石膏托,维持6 周左右;伴桡神经损伤者,定期复查肌电图。

第三节 肱骨髁上骨折

肱骨髁上骨折指在肱骨干与肱骨髁交界处发生的骨折,多发生于 10 岁以下儿童,易损伤神经和血管,导致前臂缺血性肌挛缩,引起爪形手畸形。

一、病因与发病机制

(一)伸直型骨折

肘关节处于过伸位跌倒时,手掌着地,暴力经前臂向上,加上身体前倾,向下产生剪式应力,尺骨鹰嘴向前的杠杆力,使肱骨干与肱骨髁交界处发生骨折。骨折远端向后上移位,近折端向前下移位,尺神经、桡神经可因肱骨髁上骨折的侧方移位受伤。

(二)屈曲型骨折

此型较少见,由间接暴力引起。跌倒时,肘关节屈曲,肘后方着地,暴力向上传导至肱骨下端,导致髁上屈曲型骨折。较少合并血管和神经损伤。

二、临床表现

肘部明显疼痛、肿胀、皮下瘀斑和功能障碍,伸直型骨折肘部向后突出,近折端向前移,并处于半屈位。局部明显压痛,有骨摩擦音及假关节活动,与肘关节脱位相比较肘后三角关系正常。如果合并有正中神经、尺神经、桡神经、肱动脉损伤,则出现前臂和手相应的神经支配区的感觉减弱或消失,及相应的功能障碍。如复位不当可致肘内翻畸形。

三、实验室及其他检查

肘部正、侧位 X 线摄片可以明确骨折部位、类型、移位方向,为选择治疗方法提供依据。

四、诊断要点

根据X线片和受伤病史可以明确诊断。

五、治疗要点

(一)手法复位外固定

若受伤时间短,血循环良好,局部肿胀不明显者,可行手法复位后外固定。给予局部麻醉或臂丛神经阻滞麻醉。在持续牵引下,行手法复位,使患肢肘关节屈曲60°～90°给予后侧石膏托固定4～5周,X线摄片证实骨折愈合良好,即可拆除石膏。

(二)持续牵引

对于手法复位不成功,受伤时间较长,肢体肿胀明显者,可行尺骨鹰嘴牵引,牵引重量为1～2 kg,牵引时间控制在4～6周。

(三)手术复位

对于骨折移位严重,手法复位失败,有神经、血管损伤者,采取手术复位。复位方法有经皮穿针内固定、切开复位内固定。

六、护理要点

(一)保持有效的固定

观察固定的屈曲角度,离床活动时要用三角巾悬吊患肢于胸前。发现固定体位改变时,要及时给予纠正。

(二)严密观察

重点观察患肢的血液循环、感觉、活动情况,以利于及时发现外伤后肱动脉、正中神经、尺桡神经的损伤。

(三)康复锻炼

复位固定后当天可做握拳、屈伸手指练习,1周后可做肩部主动活动,并逐渐加大运动幅度。3周后去除外固定,可做腕、肘、肩部的屈伸练习。伸直型骨折注意恢复屈曲活动,屈曲型骨折注意恢复增加伸展活动。

第四节　尺桡骨干双骨折

尺桡骨干双骨折可由直接暴力、间接暴力、扭转暴力引起，青少年多见，占各类骨折的6%。

一、病因与发病机制

（一）直接暴力

由重物打击、机器或车轮的直接碾压，导致同一平面的横形或粉碎性骨折。

（二）间接暴力

跌倒时手掌着地，暴力通过腕关节向上传导，暴力作用首先使桡骨骨折。若暴力较强，则通过骨间膜向内下方传导，可引起低位尺骨斜形骨折。

（三）扭转暴力

跌倒时前臂旋转、手掌着地，或手遭受机器扭转暴力，导致不同平面的尺桡骨螺旋形骨折或斜形骨折。可并发软组织撕裂、神经血管损伤，或合并他处骨折。

二、临床表现

伤侧前臂出现疼痛、肿胀、成角畸形及功能障碍，主要不能进行旋转活动。局部明显压痛，严重者出现剧痛、患肢肿胀、手指屈曲，可扪及骨折端、骨摩擦感及假关节活动。听诊骨传导音减弱或消失。严重者可发生骨筋膜室综合征。

三、实验室及其他检查

正位及侧位X线片可见骨折的部位、类型及移位方向，及是否合并有桡骨头脱位或尺骨小头脱位。

四、诊断要点

可依据临床检查、X线正侧位片确诊。

五、治疗要点

（一）手法复位外固定

可在局部麻醉或臂丛神经阻滞麻醉下进行，重点是矫正旋转移位，恢复骨膜紧张度，紧张的骨间膜牵动骨折端复位。复位成功后，用小夹板或石膏托固定。

（二）切开复位内固定

不稳定骨折或手法复位失败者倾向于切开复位，螺钉钢板或髓内针内固定术治疗。

六、护理要点

（一）保持有效的固定

注意观察石膏或夹板是否有松动和移位。

（二）维持患肢良好血液循环

术后抬高患肢，观察患肢皮肤的颜色、温度、有无肿胀及桡动脉搏动情况。如出现剧痛，手部皮肤苍白、发凉、麻木，被动伸指疼痛，桡动脉搏动减弱或消失等表现时，提示骨筋膜室综合征的发生。如有缺血表现，立即通知医师处理。

（三）康复锻炼

术后 2 周开始练习手指屈伸活动和腕关节活动。4 周后开始练习肘、肩关节活动。8～10 周后 X 线片证实骨折愈合后，可进行前臂旋转活动。

第五节　桡骨远端骨折

桡骨远端骨折（Colles 骨折）指距桡骨远端关节面 3 cm 内的骨折，占全身骨折的6.7%～11%，多见于有骨质疏松的中老年人。

一、病因与发病机制

本病多由间接暴力引起，通常跌倒时腕关节处于背伸位、手掌着地、前臂旋前，应力由手掌传导到桡骨下端发生骨折。骨折远端向背侧及桡侧移位。

二、临床表现

骨折部疼痛、肿胀，可出现典型畸形，由于骨折远端向背侧移位，侧面看呈“银叉”畸形，骨折远端向桡侧移位，并有缩短桡骨茎突上移畸形，正面看呈“枪刺刀样”畸形（见图 5-3）。检查局部压痛明显，腕关节活动障碍，皮下出现瘀斑。

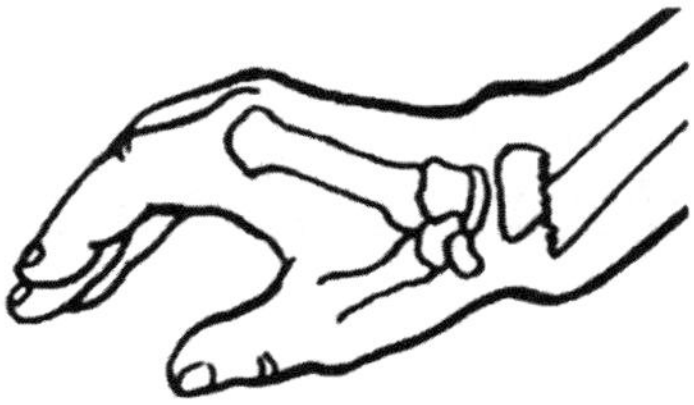

图 5-3　骨折后典型移位

三、实验室及其他检查

X 线片可见骨折端移位表现：桡骨远骨折端向背侧移位，远端向桡侧移位，骨折端向掌侧成角。可同时有下尺桡关节脱位及尺骨茎突撕脱骨折。

四、诊断要点

根据 X 线检查结果和受伤史可明确诊断。

五、治疗要点

(一)手法复位外固定

局部麻醉下手法复位后，用超过腕关节的小夹板固定或石膏夹板在屈腕、尺偏位固定 2 周，消肿后，腕关节中立位继续用小夹板或改用前臂管型石膏固定。

(二)切开复位内固定

严重粉碎性骨折有明显移位者，桡骨下端关节面破坏；手法复位失败，或复位后不能维持固定者，应切开复位，用松质骨螺钉或钢针固定。

六、护理要点

(一)保持有效的固定

骨折复位固定后不可随意移动位置，注意维持骨折远端旋前、掌曲、尺偏位。避免腕关节旋后或旋前。肿胀消除后要及时调整石膏或夹板的松紧度。

(二)密切观察患肢血液循环情况

密切观察患肢血液循环情况如有无腕部肿胀、疼痛、颜色异常、皮温降低等。

(三)康复锻炼

复位当天或手术后次日可做肩部的前后摆动练习，2～3 天后可做肩肘部的主动活动。2～3 周后可进行手和腕部的抗阻力练习。后期做腕部的主动屈伸练习和前臂的旋前、旋后牵引练习。

第六节　股骨颈骨折

一、基础知识

(一)解剖生理

1.内倾角

股骨颈指股骨头下至粗隆间的一段较细部,股骨颈与股骨干相交处形成夹角称颈干角,又名内倾角。正常成人颈干角为 125°～135°,平均为 127°,幼儿可达 150°,若<125°为髋内翻,>135°为髋外翻。内翻时股骨颈变短,大粗隆位置升高,沿大粗隆顶端向内的水平线高于股骨头凹,内、外翻均可引起功能障碍,影响正常步态。但临床多发生髋内翻畸形,股骨颈骨折治疗时应注意恢复正常的颈干角。

2.前倾角

下肢中立位时,股骨头与股骨干还在同一冠状面上,股骨头居前,因而股骨颈向前倾斜与股骨干之冠状面形成一个夹角,称前倾角。新生儿为 20°～40°,随年龄增长而逐渐减小,成人为12°～15°。股骨上端大部分为松质骨,股骨颈近乎中空。股骨头表层有 0.5～1.0 cm 的致密区,股骨颈内侧骨皮质最为坚厚,称股骨距。因此当股骨颈骨折进行内固定时,理想的位置是靠近内侧皮质深达股骨头表层的致密区,固定最为牢固。

3.血液供应

股骨头、颈供血较差,其主要供血来源有三。

(1)关节囊支为股骨头、颈的主要供血来源,来自股动脉发出的旋股内动脉,分成上、下干骺端动脉,分别由上、下方距股骨头软骨缘下 0.5 cm 处,经关节囊进入股骨头,彼此交通形成血管网。

(2)网韧带支来自闭孔动脉的髋臼支,沿圆韧带进入股骨头,供血范围较小,仅供股骨头内下方不到 1/3 的范围,但为儿童生长期的重要血供来源。

(3)骨干营养支在儿童期不穿过骺板,在成年一般也只达股骨颈,仅小部分与关节囊支有吻合,故当股骨颈骨折或股骨头脱位时,均可损伤关节囊支和圆韧带支而影响血液供应,导致骨折愈合迟缓或不愈合,甚或发生股骨头缺血性坏死。

(二)病因

股骨颈骨折多发于老年人,平均年龄在60岁以上。由于老年人肾气衰弱,股骨颈骨质疏松、脆弱,不需太大外力即可造成骨折。骨折多为间接外力引起,如平地滑倒,大粗隆部着地;或下肢于固定情况下,躯体猛烈扭转;或自高坠下足跟着地时沿股骨纵轴的冲击应力,均可引起股骨颈骨折。而青壮年的股骨颈骨折,多由严重损伤引起,如工、农业和交通事故,或由高处跌坠等引起,偶有因过量负重、行走过久而引起的疲劳性骨折。

(三)分型

股骨颈骨折,从不同方面有多种分型方法,而正确的分型对指导治疗和预后都有很重要的意义。

(1)按外力作用方向和损伤机制,可分为内收型和外展型:①内收型骨折移位大时将严重损伤关节囊血管,使骨折愈合迟缓,股骨头缺血坏死率增高。②外展型骨折比较稳定,血循环破坏少,愈合率高,预后较好。

(2)按骨折移位程度,分为有移位型骨折和无移位型骨折。

(3)按骨折部位,可分为头下型、颈型和基底型3种,以颈型最多,头下型次之,基底型多见于儿童。前两型骨折部位均在关节囊内,故又称囊内骨折;后一型的骨折部位在关节囊外,故又称囊外骨折。

(4)按骨折线倾斜度可分为稳定型和不稳定型。

(5)按骨折时间可分为新鲜型和陈旧型,一般以骨折在3周以内者为新鲜性骨折,若骨折后由于某种原因失治或误治,超过3周者为陈旧性骨折。

除以上各型外,还有因负重过度、长久行走而引起的股骨颈疲劳性骨折。

(四)临床表现

1.肢体功能障碍

虽因不同类型而有很大差异,但都有程度不等的功能受限。无移位的线形或嵌插型骨折,伤后尚可站立或勉强行走,特别是疲劳性骨折,能坚持较长时间的劳动。

2.肿胀

在不同类型的股骨颈骨折中,差异很大。关节囊内骨折多无明显肿胀和瘀斑,有些可在腹股沟中点出现小片瘀斑。外展嵌插型骨折也无明显肿胀,股骨颈基底部骨折多有明显肿胀,甚或可沿内收肌向下出现大片瘀血斑。

3.畸形

在不同类型的股骨颈骨折中，差异很大。无移位骨折，外展嵌插型骨折和疲劳性骨折的早期，均无明显畸形。而有移位的内收型骨折和股骨颈基底部骨折，多有明显畸形。

4.疼痛

腹股沟中点部的压痛，大粗隆部的叩击痛，沿肢体纵轴的推、顶、叩击、扭旋等的疼痛和大腿滚动试验阳性，为股骨颈骨折所共有。

二、治疗原则

(一)新鲜股骨颈骨折的治疗

1.无移位或外展嵌插型骨折

无须整复，卧床休息和限制活动即可。患肢外展 30°，膝下垫枕使髋、膝关节屈曲 30°～40°位，大粗隆部外贴止痛膏，挤砖法固定维持体位。也可于上述体位下采用皮肤牵引，以对抗肌肉收缩，预防骨折移位。一般牵引 6～8 周，骨折愈合后，可扶拐下床进行不负重活动。

2.内收型股骨颈骨折

临床上最多见的一种，治疗比较困难，不愈合率和股骨头坏死率也较高。为提高治愈率，减少并发症，在全身情况允许的情况下，应尽早整复固定，常用的固定方法为经皮进行 3 根鳞纹钉内固定。术后置患肢于外展 30°中立位，膝关节微屈，膝下垫软枕或其他软物，固定 3～4 周，可下床扶拐不负重行走。

(二)陈旧性股骨颈骨折的治疗

可根据不同情况，采取下述方法处理。

(1)骨折时间在 1 个月左右，可先用胫骨结节或皮肤牵引，1 周后拍 X 线片检查。若仍未完成复位者，可实行“牵拉推挤内旋外展”手法复位。复位后进行鳞纹针经皮内固定，4 周后可扶拐下床不负重活动。

(2)骨折时间在 2～3 个月者，可进行股骨髁上牵引，1～2 周拍 X 线片检查。若复位仍不满意者，可辅以手法矫正残余错位，然后进行鳞纹针固定术，3～4 周后扶拐下床不负重活动。

(3)若骨折日久，折端上移，吸收均较严重，骨折不易愈合并有股骨头坏死的可能者，或陈旧性股骨颈骨折不愈合者，可以采用鳞纹针固定加股骨颈植骨手术。植骨方法多采用带肌蒂骨瓣或带血管蒂骨瓣，如股方肌骨瓣移植或带旋髂深血管的髂骨瓣移植较为常用，以改善局部血供，有利于骨折愈合和股骨头复活。

三、护理

(一)护理要点

(1)股骨颈骨折多见于老年人,感觉及反应都比较迟钝,生活能力低下,并且有不少老年人合并有其他疾病,如心脏病、高血压、糖尿病、脑血栓、偏瘫、失语、大小便失禁、气管炎、哮喘病等。因此,护理人员首先应细致地观察、了解病情,给予及时适当的治疗和护理,同时要加强基础护理,预防肺炎、泌尿系统感染、压疮等并发症的发生。

(2)鳞纹钉内固定术后,应严密观察患者体位摆放是否正确,正确的体位应保持患肢外展中立位,严禁侧卧、患肢内收、外旋、盘腿坐,以防鳞纹钉移位。

(3)陈旧性股骨颈骨折进行带血管骨瓣移植术后,4 周内禁止患者坐起,以防骨瓣、血管蒂脱落。伤口置负压引流管的患者,应注意观察引流液的量、颜色、性质,以及时发现出血的速度及量,为治疗提供依据。

(二)护理问题

(1)疼痛。

(2)肿胀。

(3)应激的心理反应。

(4)有发生意外的可能。

(5)营养不良。

(6)生活自理能力下降。

(7)失眠。

(8)伤口感染。

(9)有发生并发症的可能。

(10)食欲缺乏。

(11)不能保持正确体位。

(12)功能锻炼主动性差。

(13)移植的骨瓣和血管有脱落的可能。

(14)股骨头置换有脱位的可能。

(三)护理措施

(1)一般护理措施。①创伤骨折、外固定过紧、压迫、伤口感染等均可引起疼痛,针对引起疼痛的不同原因对症处理,对疼痛严重而诊断已明确者,在局部对症处理前可应用吗啡、哌替啶、布桂嗪、曲马朵等镇痛药物，减轻患者的痛苦。②适当抬高患肢，如无禁忌应尽早恢复肌肉、关节的功能锻炼，促进损伤局部血液循环，以利于静脉血液及淋巴液回流，防止、减轻或及早消除肢体肿胀。③突然的创伤刺激的较重的伤势，可能会遗留较严重的肢体功能障碍或丧失，患者会有焦虑、恐惧、忧郁、消沉、悲观失望等应激的心理反应，要有针对性地进行医疗卫生知识宣教，及时了解患者的思想情绪波动，通过谈心、聊天，有的放矢地进行心理护理。④有些骨折及老年患者合并有潜在的心脏病、高血压、糖尿病等疾病，受到疼痛刺激后，可能诱发脑血管意外、心肌梗死、心脏骤停等意外的发生，应予以密切观察，以防发生意外。⑤加强营养，提高机体的抗病能力，对严重营养缺乏的患者可从静脉补充脂肪乳剂、氨基酸、人血清蛋白等。⑥股骨颈骨折因牵引、手术或保持有效固定的被迫体位，长期不能下床，导致生活自理能力下降。应从生活上关心体贴患者，以理解宽容的态度主动与患者交往，了解生活所需，尽量满足患者的要求，并引导患者做一些力所能及的事，以助于锻炼和增强信心。同时告诫患者力所不及的事不要勉强去做，以免影响体位引起骨折错位。⑦因疼痛、恐惧、焦虑、对环境不熟悉、生活节奏被打乱等常导致患者失眠，应同情、关心、体贴患者，消除影响患者情绪的不良因素，使患者尽快适应医院环境。避免一切影响患者睡眠的不良刺激，如噪声、强光等，为患者创造一个安静舒适的优良环境，鼓励患者适当娱乐，分散患者对疾病的注意力。⑧注意观察伤口情况，伤口疼痛的性质是否改变，有无红肿、波动感。对于伤口污染或感染严重的，应根据情况拆除缝线，敞开伤口、中药外洗、抗生素湿敷等。同时定期细菌培养，合理有效使用抗生素，积极控制感染。⑨保持病室空气新鲜，温湿度适宜，定期紫外线消毒，预防感染。鼓励患者做扩胸运动、深呼吸、拍背咳痰、吹气球等，以改善肺功能，预防发生坠积性肺炎。保持床铺平整、松软、清洁、干燥、无皱褶、无渣屑。经常为患者温水擦浴，保持皮肤清洁。每天定时按摩骶尾部、膝关节、足跟等受压部位，预防压疮发生。督促患者多饮水，便后清洗会阴部，预防泌尿系统感染。多食新鲜蔬菜和水果，以防发生胃肠道感染和大便秘结。鼓励患者及早进行正确的活动锻炼，如肌肉的等长收缩、关节活动，辅以肌肉按摩，指导髌骨及关节的被动活动，以促进血液循环、维持肌力和关节的正常活动度，以防止发生肌肉萎缩、关节僵硬、骨质疏松等并发症。

(2)老年患者胃肠功能差，常发生紊乱：损伤早期，因情绪不佳，肝失条达，横逆反胃，往往导致消化功能减弱。导患者食素淡可口、易消化吸收的软食物，如米粥、面条、藕粉、青菜、水果等，忌食油腻或不易消化的食物，同时要注意色、香、味俱全，以提高患者食欲。深入病房与之亲切交谈，进行思想、情感上的沟通，使患者心情舒畅、精神愉快。做好口腔护理、保持口腔清洁。加强功能锻炼，在床上进行一些力所能及的活动，促进消化功能恢复。必要时，少食多餐，口服助消化的药物，以利消化。

(3)骨折整复后，要求患者被动体位，且时间较长，老年患者因耐受力差等因素，往往不能保持正确体位。可向患者讲解股骨颈的生理解剖位置，说明保持正确体位的重要性和非正确体位会出现的不良后果，以取得患者积极合作。患者应保持患肢外展中立位(内收型骨折外展20°～30°，外展型骨折外展15°左右即可)，忌侧卧、盘腿、内收、外旋，以防鳞纹钉移位，造成不良后果。老年患者因皮下脂肪较薄，长时间以同一姿势卧床难免不适，因此应保持床铺清洁平整、干燥，硬板床上褥子应厚些，并经常按摩受压部位，同时可协助患者适当半坐位，避免时间过长，以减轻不适。抬高患肢，以利消肿止痛。必要时穿丁字鞋，两腿之间放一枕头，以防患肢外旋、内收。

(4)由于对功能锻炼的目的不甚了解，甚至误认为功能锻炼会影响骨折愈合和对位，老年患者体质差，懒于活动等因素可导致功能锻炼主动性差。向患者说明功能锻炼的目的及意义，打消思想顾虑，使其主动进行功能锻炼，配合治疗和护理。督促和指导患者功能锻炼，使其掌握正确的功能锻炼方法，如股四头肌的等长收缩，踝、趾关节的自主运动。同时应给患者经常推拿、按摩髌骨，以防肌肉萎缩，髌骨粘连，膝、踝关节强直等。功能锻炼应循序渐进，量力而行，以不感到疲劳为度。患者下床活动时，应指导患者正确使用双拐，患肢保持外展、不负重行走，2～3个月摄X线片复查后，再酌情负重行走。

(5)移植的骨瓣和血管束在未愈合的情况下，如果髋关节活动度过大或患肢体位摆放不正确，均有造成脱落的可能。术后4周内患者保持平卧位，禁止坐起和下床活动。患肢需维持在外展20°～30°中立位，禁止外旋、内收。术后4～6周后，移植的骨瓣和血管束已部分愈合，方可鼓励和帮助患者坐起并扶拐下床做不负重活动。待3个月后拍X线片检查，再酌情由轻到重进行负重行走。

(6)护理搬动方法不当、早期功能锻炼方法不正确、患者个体差异等因素均可造成所置换股骨头脱位的可能。了解患者的手术途径、关节类型，以便做好术后护理，避免关节脱位。术后应保持患肢外展中立位，必要时穿防外旋鞋，以防外旋引起脱位。搬动患者时需将髋关节及患肢整个托起，指导患者将患肢保持水平位，防止内收及屈髋，避免造成髋脱位。鼓励患者尽早进行床上功能锻炼，并使其掌握正确的功能锻炼方法，即在术后疼痛消失后，在床上锻炼股四头肌、臀肌，足跖屈、背伸等，以增强髋周围的肌肉力量，固定股骨头，避免过早进行直腿抬高活动。如发生髋关节脱位，应绝对卧床休息，制动，以防发生血管、神经损伤，然后酌情处理。

第七节　股骨粗隆间骨折

一、基础知识

(一)解剖生理

股骨粗隆间骨折也叫转子间骨折，是指发生在大小粗隆之间的骨折。股骨大粗隆呈长方形，罩于股骨颈后上部，它的后上面无任何结构附着，由直接暴力引起骨折机会较大。小粗隆在股骨干之后上内侧，在大粗隆平面之下，髂腰肌附着其上。股骨粗隆部的结构主要是骨松质，老年时变得脆而疏松，易发生骨折，其平均年龄较股骨颈骨折还要高。骨折多沿粗隆间线由外上斜向小粗隆，移位多不大。由于该部周围有丰富的肌肉层，血运丰富，且骨折的接触面大，所以容易愈合，极少发生不愈合或股骨头缺血性坏死。但复位不良或负重过早常会造成畸形愈合，较常见的为髋内翻，并由于承重线的改变，可能在后期引起患侧创伤性关节炎。

(二)病因

股骨粗隆间骨折，多为间接外力损伤，好发于65岁以上老人，由于年老肝肾衰弱，骨质疏松变脆，关节活动不灵，应变能力较差，突遭外力身体失去平衡，仰面或侧身跌倒，患肢因过度外旋或内旋，或内翻而引起；或下肢于固定情况下，上身突然扭旋，以及跌倒时大粗隆与地面碰撞等扭旋、内翻和过伸综合伤所致。

(三)分型

股骨粗隆间骨折，根据损伤机制、骨折线的走行方向和骨折的局部情况，可分为顺粗隆间型、反粗隆间型和粉碎型骨折3种，其中以顺粗隆间型骨折最为多见。根据骨折后的移位情况，可分为无移位型和移位型两种，而无移位型骨折较为少见。根据受伤时间长短，可分为新鲜性和陈旧性骨折两种。

(四)临床表现

肿胀、疼痛、功能受限，有些可沿内收大肌和阔筋膜张肌向下、后出现大片瘀血斑，患肢可有程度不等的短缩，多有明显外旋畸形。X线检查可明确骨折的类型和移位程度。

二、治疗原则

(一)无移位骨折

无移位骨折无须整复，只需在大粗隆部外贴接骨止痛之消定膏，患肢固定于30°～40°外展位，或配合皮牵引。6周左右骨折愈合后，可扶拐下床活动。

(二)顺粗隆间型骨折

手法整复，保持对位，以5 kg重量皮肤或胫骨结节牵引，维持患肢于45°外展位，8周后酌情去除牵引，扶拐下床活动。此型骨折也可用外固定器固定，固定后根据患者全身情况，2周后下床扶拐活动，3个月后X线检查骨折愈合后，去除固定。

(三)粉碎性粗隆间骨折

手法复位后以胫骨结节或皮肤牵引，维持肢体于外展45°位8～10周，骨折愈合后去除牵引，扶拐下床活动。

(四)反粗隆间型骨折

手法复位后采用股骨髁上或胫骨结节牵引，以5～8 kg重量为宜，维持肢体于外展45°位，固定10周左右，骨折愈合后去除牵引，扶拐下床活动。

(五)陈旧性粗隆间骨折

骨折时间为1个月左右，全身情况允许，可在麻醉下进行手法复位，用胫骨结节或股骨髁上牵引，重量为6～8 kg，维持患肢外展45°位，6～8周骨折愈合后，去除牵引，扶拐下床活动。

三、护理

(一)护理要点

1.股骨粗隆间骨折

股骨粗隆间骨折多见于老年人，感觉及反应都比较迟钝，生活能力低下，并且有不少老年人合并有其他疾病，如心脏病、高血压、糖尿病、脑血栓、偏瘫、失语、大小便失禁、气管炎、哮喘病等。因此，护理人员首先应细致地观察、了解病情，给予及时适当的治疗和护理，同时要加强基础护理，预防肺炎、泌尿系统感染、压疮等并发症的发生。

2.牵引固定

应严密观察患者体位摆放是否正确，应保持患肢外展中立位，切忌内收，保持有效牵引。

(二)护理问题

有发生髋内翻的可能。

(三)护理措施

1.一般护理措施

(1)创伤骨折、外固定过紧、压迫、伤口感染等均可引起疼痛，针对引起疼痛的不同原因对症处理，对疼痛严重而诊断已明确者，在局部对症处理前可应用吗啡、哌替啶、布桂嗪、曲马朵等镇痛药物，减轻患者的痛苦。

(2)适当抬高患肢，如无禁忌应及早恢复肌肉、关节的功能锻炼，促进损伤局部血液循环，以利于静脉血液及淋巴液回流，防止、减轻或及早消除肢体肿胀。

(3)突然的创伤刺激及较重的伤势，可能会遗留较严重的肢体功能障碍或丧失，患者会有焦虑、恐惧、忧郁、消沉、悲观失望等应激的心理反应，要有针对性地进行医疗卫生知识宣教，及时了解患者的思想情绪波动，通过谈心、聊天，有的放矢地进行心理护理。

(4)有些骨折的老年患者合并有潜在的心脏病、高血压、糖尿病等疾病，受到疼痛刺激后，可能诱发脑血管意外、心肌梗死、心脏骤停等意外的发生，应予以密切观察，以防发生意外。

(5)加强营养，提高机体的抗病能力，对严重营养缺乏的患者可从静脉补充脂肪乳剂、氨基酸、人血清蛋白等。

(6)股骨粗隆间骨折因牵引、手术或保持有效固定的被迫体位，长期不能下床，导致生活自理能力下降。应从生活上关心体贴患者，以理解宽容的态度主动与患者交往，了解生活所需，尽量满足患者的要求，并引导患者做一些力所能及的事，以助于锻炼和增强信心，并告诫患者力所不及的事不要勉强去做，以免影响体位，引起骨折错位。

(7)因疼痛、恐惧、焦虑、对环境不熟悉、生活节奏被打乱等常导致患者失眠，应同情、关心、体贴患者，消除影响患者情绪的不良因素，使患者尽快适应医院环境。避免一切影响患者睡眠的不良刺激，如噪声、强光等，为患者创造一个安静舒适的优良环境，鼓励患者适当娱乐，分散患者对疾病的注意力。

(8)注意观察伤口情况，伤口疼痛的性质是否改变，有无红肿、波动感。对于伤口污染或感染严重的，应根据情况拆除缝线敞开伤口、中药外洗、抗生素湿敷等。定期细菌培养，合理有效使用抗生素，积极控制感染。

(9)保持病室空气新鲜，温湿度适宜，定期紫外线消毒，预防感染。鼓励患者做扩胸运动、深呼吸、拍背咳痰、吹气球等，以改善肺功能，预防发生坠积性肺炎。保持床铺平整、松软、清洁、干燥、无皱褶、无渣屑。经常为患者温水擦浴，保持皮肤清洁。每天定时按摩骶尾部、膝关节、足跟等受压部位，预防压疮发生。督促患者多饮水，便后清洗会阴部，预防泌尿系统感染。多食新鲜蔬菜和水果，以防发生胃肠道感染和大便秘结。鼓励患者及早进行正确的活动锻炼，如肌肉的等长收缩、关节活动，辅以肌肉按摩，指导髌骨及关节的被动活动，以促进血液循环、维持肌力和关节的正常活动度，以防止发生肌肉萎缩、关节僵硬、骨质疏松等并发症。

2.股骨粗隆间骨折的特殊护理

(1)早期满意的整复和有效固定是防止发生髋内翻畸形的关键。因此，在整复对位后应向患者说明保持正确体位的重要性和必要性，以取得他们的配合。

(2)保持患肢外展、中立位，切忌内收，保持有效牵引，预防内收肌牵拉引起髋内翻畸形。

(3)为了防止患肢内收，应将骨盆放正，必要时进行两下肢同时外展中立位牵引，预防髋内翻畸形。

(4)牵引或外固定解除后，仍应保持患肢外展位，避免过早离拐。应在X线片检查骨折已坚固愈合后，方可弃拐负重行走。

第六章 妇产科护理

第一节 外阴炎及阴道炎

一、外阴炎

外阴炎是妇科常见病，是外阴部的皮肤与黏膜的炎症，可发生于任何年龄，以生育期及绝经后妇女多见。

(一)护理评估

1.健康史

(1)病因评估：外阴炎主要指外阴部的皮肤与黏膜的炎症，以大、小阴唇为多见。由于外阴与尿道、肛门、阴道邻近且暴露，同时，阴道分泌物、月经血、产后的恶露、尿液、粪便的刺激、糖尿病患者的糖尿的长期浸渍，均可引起外阴不同程度的炎症，此外，穿化纤内裤、紧身内裤、使用卫生巾使局部透气性差等，均可诱发外阴部的炎症。

(2)病史评估：评估有无外阴炎的因素存在，有无糖尿病、阴道炎病史。

2.身心状况

(1)症状：外阴瘙痒、疼痛、红、肿、灼热，性交及排尿时加重。

(2)体征：局部充血、肿胀、糜烂，常有抓痕，严重者形成溃疡或湿疹。慢性炎症者，外阴局部皮肤或黏膜增厚、粗糙、皲裂等。

(3)心理-社会状况：了解病程，了解患者对症状的反应，有无烦躁、不安等心理。

(二)护理诊断及合作性问题

1.皮肤或黏膜完整性受损

皮肤或黏膜完整性受损与皮肤黏膜炎症有关。

2.舒适改变

舒适改变与外阴瘙痒、疼痛、分泌物增多有关。

3.焦虑

焦虑与性交障碍、行动不便有关。

(三)护理目标

(1)患者皮肤与黏膜完整。

(2)患者病情缓解或好转,舒适感增加。

(3)患者情绪稳定,积极配合治疗与护理。

(四)护理措施

1.一般护理

炎症期间宜进食清淡且富含营养的食物,禁食辛辣、刺激性食物。

2.心理护理

患者常出现烦躁不安、焦虑紧张,应帮助患者树立信心,减轻心理负担,坚持治疗,考虑患者常出现烦躁不安、焦虑紧张,应帮助患者树立信心,减轻心理负担,坚持治疗,讲究卫生。

3.病情监护

积极寻找病因,消除刺激原。

4.治疗护理

(1)治疗原则:去除病因,积极治疗原发病,如阴道炎、尿瘘、粪瘘、糖尿病等。

(2)治疗配合:保持外阴清洁干燥,局部使用约40 ℃的1∶5 000高锰酸钾溶液坐浴,每天2次,每次15～30分钟,5～10次为1个疗程。如有破溃,可涂抗生素软膏或紫草油,急性期可用物理治疗。

(五)健康指导

(1)卫生宣教:指导妇女穿棉质内裤,减少分泌物刺激,对公共场所,如游泳池、公共浴室等谨慎出入,注意经期、孕期、产期及流产后的生殖道清洁,防止感染。

(2)定期妇科检查,积极参与普查与普治。

(3)指导用药方法及注意事项。

(4)加强性道德教育，纠正不良性行为。

(六)护理评价

(1)患者诉说外阴瘙痒症状减轻，舒适感增加。

(2)患者焦虑缓解或消失，掌握了卫生保健常识，能养成良好卫生习惯。

二、前庭大腺炎

细菌侵入前庭大腺腺管内致腺管充血、水肿称为前庭大腺炎。

(一)护理评估

1.健康史

(1)病因评估：前庭大腺腺管开口位于小阴唇与处女膜之间，在性交、流产、分娩或其他情况污染外阴部时，病原体易侵入引起炎症，因此，以育龄妇女多见，主要病原体为葡萄球菌、链球菌、大肠埃希菌、淋病奈瑟菌及沙眼衣原体等。急性炎症发作时，细菌先侵犯腺管，腺管口因炎症肿胀阻塞，渗出物不能排出，积存而形成脓肿，称为前庭大腺脓肿(又称巴氏腺脓肿)，多发于一侧。如急性炎症消退，腺管口粘连阻塞，分泌物不能外流，脓液转清，则形成前庭大腺囊肿，多为单侧，大小不等，可持续数年不增大。患者往往无自觉症状。

(2)病史评估：了解患者有无反复的外阴感染史及卫生习惯。

2.身心状况

(1)症状：初起时局部肿胀、疼痛、烧灼感，行走不便，可伴有大小便困难等。有时可出现发热等全身症状(表 6-1)。

表 6-1　前庭大腺炎临床类型及身体状况

临床类型	身体状况
急性期	(1)大阴唇下 1/3 处疼痛、肿胀，严重时行走受限。检查局部可见皮肤红、肿、热、压痛 (2)脓肿形成时，可触及波动感，脓肿直径可达 5～6 cm，可自行破溃。若破口大，引流通畅，脓液流出后炎症消退；若破口小，引流欠佳，炎症持续不退或反复发作 (3)可出现全身不适、发热等全身症状
慢性期	慢性期囊肿形成，患者感到外阴部有坠胀感或性交不适。检查时局部可触及囊性肿物，大小不一，有时可反复急性发作

(2)体征：外阴部皮肤红肿、压痛明显。当脓肿形成时，疼痛加剧，并可触及波动感，脓肿直径可达 5～6 cm。

(3)心理-社会状况：了解病程，了解患者对症状的反应，有无烦躁、不安等心理,患者常有因害羞或怕痛而未及时诊治的心理障碍。

(二)辅助检查

取前庭大腺开口处分泌物做细菌培养,确定病原体。

(三)护理诊断及合作性问题

1.皮肤完整性受损

皮肤完整性受损与脓肿自行破溃或手术切开引流有关。

2.疼痛

疼痛与局部炎症刺激有关。

(四)护理目标

(1)患者皮肤保持完整。

(2)疼痛缓解或好转。

(五)护理措施

1.一般护理

急性期患者应卧床休息,饮食易消化,富含营养。

2.心理护理

患者常常烦躁不安、焦虑紧张,应尊重患者,为患者保密,以解除其忧虑,使其积极治疗,帮助其建立治愈疾病的信心和生活的勇气。

3.病情监护

观察患者的生命体征,重点观察体温变化,观察伤口愈合情况。

4.治病护理

(1)治疗原则:急性期局部热敷或坐浴,抗生素消炎治疗;脓肿形成或囊肿较大时,切开引流或行囊肿造口术,保持腺体功能,防止复发。

(2)治疗配合:急性炎症发作时,取前庭大腺开口处分泌物做细菌培养,确定病原体。根据细菌培养结果和药物敏感试验选用抗生素口服或肌内注射。脓肿形成或囊肿较大时,切开引流或行囊肿造口术,并放置引流条。术后保持局部清洁,引流条每天更换一次,外阴用 1∶5 000 氯己定棉球擦拭,每天擦洗外阴2 次,也可用清热解毒中药热敷或坐浴,每天 2 次。

(六)健康指导

(1)向患者及家属讲解此病的病因及预防措施,指导患者注意外阴清洁卫生。

(2)告知患者及家属月经期、产褥期禁止性交,月经期应使用消毒卫生巾预防感染,术后注意事项及正确用药。告知患者相关卫生保健常识,养成良好卫生习惯。

(七)护理评价

(1)患者诉说外阴不适症状减轻,舒适感增加。

(2)患者接受医护人员指导,焦虑缓解或消失。

三、滴虫性阴道炎

滴虫性阴道炎是由阴道毛滴虫引起的最常见的阴道炎。阴道毛滴虫主要寄生于女性阴道,也可存在于尿道、尿道旁腺及膀胱。男性可存在于包皮皱襞、尿道及前列腺内。滴虫适宜生长在温度为 25～40 ℃,pH 5.2～6.6 的潮湿环境。月经前后,阴道内酸性减弱,接近中性,隐藏在腺体及阴道皱襞中的滴虫常得以繁殖,而发生滴虫性阴道炎。此病的传播途径有经性交的直接传播及经游泳池、浴盆、厕所、衣物、器械等途径的间接传播。

(一)护理评估

1.健康史

(1)病因评估:阴道毛滴虫呈梨形,体积为多核白细胞的 2～3 倍。滴虫顶端有 4 根鞭毛,体部有波动膜,后端尖并有轴柱凸出。活的滴虫透明无色,如水滴,鞭毛随波动膜的波动而活动(图 6-1)。阴道毛滴虫极易传播,pH 在 4.5 以下时便受到抑制甚至致死。pH 上升至 7.5 时,其繁殖可完全被抑制。在妊娠期和月经来潮前后,阴道 pH 升高,可使阴道毛滴虫的感染率和发病率升高。

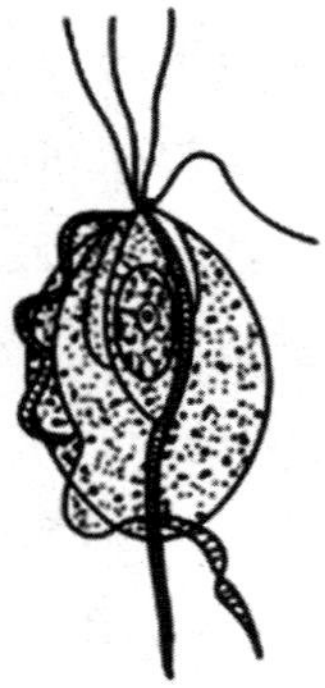

图 6-1 滴虫模式图

(2)病史评估:评估发作与月经周期的关系,既往阴道炎病史,个人卫生情况;分析感染经过;了解治疗经过。

2.身心状况

(1)症状:主要症状为白带呈稀薄泡沫状,量多及伴有外阴、阴道口瘙痒。如有其他细菌混合感染,白带可呈黄绿色、血性、脓性且有臭味,局部可有灼热、疼痛、性交痛。合并尿路感染,可有尿频、尿痛、血尿。阴道毛滴虫能吞噬精子,阻碍乳酸生成,影响精子在阴道内存活,可致不孕。

(2)体征:妇科检查时可见阴道黏膜充血,严重时有散在的出血点。有时可见阴道后穹隆处有液性或脓性泡沫状分泌物。

(3)心理-社会状况:患者常因炎症反复发作而烦恼,出现无助感。

(二)辅助检查

(1)悬滴法:在玻片上加 1 滴温生理盐水,自阴道后穹隆处取少许分泌物混于生理盐水中,用低倍镜检查,如有滴虫,可见其活动。阳性率可达 80%～90%。取分泌物检查前 24～48 小时,避免性交、阴道灌洗及阴道上药。

(2)培养法:适于症状典型而悬滴法未见滴虫者,可用培养基培养,其准确率可达 98%。

(三)护理诊断及合作性问题

1.知识缺乏

缺乏对疾病传染途径的认识及缺乏阴道炎治疗的知识。

2.舒适改变

舒适改变与外阴瘙痒、分泌物增多有关。

3.组织完整性受损

组织完整性受损与分泌物增多、外阴瘙痒、搔抓有关。

(四)护理目标

(1)患者能说出疾病传染的途径、阴道炎的治疗与日常防护知识。

(2)患者分泌物减少,舒适度提高。保持组织完整性,无破损。

(五)护理措施

1.一般护理

注意个人卫生,保持外阴部清洁、干燥,避免搔抓外阴导致皮肤破损。

2.心理护理

解除患者因疾病带来的烦恼,减轻其对确诊后的心理压力,增强治疗疾病的信心。告知患者夫妇滴虫性阴道炎的传播途径、临床表现、治疗方法和注意事项，减轻他们的焦虑心理，同时鼓励他们积极配合治疗。

3.病情观察

观察患者的外阴瘙痒症状、阴道分泌物的量及颜色等。

4.治疗护理

(1)治疗原则：杀灭阴道毛滴虫，保持阴道的自净作用，防止复发，夫妻双方要同时治疗，切断直接传染途径。

(2)治疗配合。①局部治疗：增强阴道酸性环境，用1%乳酸溶液、0.5%醋酸溶液或1∶5 000高锰酸钾溶液冲洗阴道后，每晚睡前用甲硝唑200 mg，置于阴道后穹隆，每天1次，10天为1个疗程。②全身治疗：甲硝唑每次200～400 mg，每天3次口服，10天为1个疗程。③指导患者正确用药，按疗程坚持用药，注意冲洗液的浓度、温度。④观察用药后反应：甲硝唑口服后偶见胃肠道反应，如食欲缺乏、恶心、呕吐及白细胞计数减少、皮疹等，一旦发现，应报告医师并停药。妊娠期、哺乳期妇女应慎用，因为药能通过胎盘进入胎儿体内，并可由乳汁排泄。

(六)健康指导

(1)做好卫生宣教，积极开展普查普治，消灭传染源，严格禁止滴虫阴道炎或带虫者进入游泳池。医疗单位做好消毒隔离，防止交叉感染。治疗期间勤换内裤，内裤、坐浴及洗涤用物应煮沸消毒5～10分钟以消灭病原体，禁止性生活，避免交叉或重复感染的机会。哺乳期妇女在用药期间或用药后24小时内不宜哺乳。经期暂停坐浴、阴道冲洗及阴道用药。

(2)夫妻应双双检查，男方若查出毛滴虫，夫妻应同治，有助于提高疗效，治疗期间应禁止性生活。

(3)治愈标准：治疗后应在每次月经干净后复查1次，连续3次均为阴性，方为治愈。

(七)护理评价

(1)患者自诉外阴不适症状减轻，舒适感增加，悬滴法试验连续3个周期复查为阴性。

(2)患者正确复述预防及治疗此疾病的相关知识。

四、外阴阴道假丝酵母菌病

外阴阴道假丝酵母菌病(vul-vovaginal candidiasis，VVC)也称外阴阴道念珠菌病，是一种常见的外阴、阴道炎，80%～90%的病原体为白假丝酵母，其发病率仅次于滴虫阴道炎。白假丝酵母是真菌，不耐热，加热至 60 ℃，持续 1 小时，即可死亡；但其对干燥、日光、紫外线及化学制剂的抵抗力较强。

(一)护理评估

1.健康史

(1)病因评估：假丝酵母为条件致病菌，可存在口腔、肠道和阴道而不引起症状。当阴道内糖原增多、酸度增加、局部细胞免疫力下降时，假丝酵母可繁殖并引起炎症，故外阴阴道假丝酵母菌病多见于孕妇、糖尿病患者及接受大量雌激素治疗者。此外，长期应用抗生素、服用类固醇皮质激素或免疫缺陷综合征等，可以改变阴道内微生物之间的相互制约关系，易发此症；紧身化纤内裤、肥胖可使会阴局部的温度及湿度增加，也易使假丝酵母得以繁殖而引起感染。

(2)传播途径评估。①内源性感染为主要感染，假丝酵母除寄生阴道外，还可寄生于人的口腔、肠道，这些部位的假丝酵母可互相传染。②通过性交直接传染。③通过接触感染的衣物等间接传染。

(3)病史评估：了解有无糖尿病及长期使用抗生素、雌激素、类固醇皮质激素病史，了解个人卫生习惯及有无不洁性生活史。

2.身心状况

(1)症状：外阴、阴道奇痒，坐卧不安，痛苦异常，可伴有尿痛、尿频、性交痛。阴道分泌物为干酪样或豆渣样。

(2)体征：妇科检查见小阴唇内侧、阴道黏膜红肿并附着白色块状薄膜，容易剥离，下面为糜烂及溃疡。

(3)心理-社会状况：患者常因外阴瘙痒痛苦不堪，由于影响休息与睡眠，产生忧虑与烦躁，评估患者心理障碍及影响疾病治疗的原因。

3.辅助检查

(1)悬滴法：在玻片上加 1 滴温生理盐水，自阴道后穹隆处取少许分泌物混于生理盐水中，用低倍镜检查，若找到白假丝酵母的芽孢和假菌丝即可确诊。

(2)培养法：适于症状典型而悬滴法未见白假丝酵母者，可用培养基培养。

(二)护理诊断及合作性问题

1.焦虑

焦虑与易复发，影响休息与睡眠有关。

2.组织完整性受损

组织完整性受损与分泌物增多、外阴瘙痒、搔抓有关。

(三)护理目标

(1)患者情绪稳定,积极配合治疗与护理。

(2)患者病情改善,舒适度提高。

(3)保持组织完整性,组织无破损。

(四)护理措施

1.一般护理

注意个人卫生,保持外阴部清洁、干燥,避免搔抓外阴以免皮肤破损。

2.心理护理

向患者讲解外阴阴道假丝酵母菌病的病因、治疗方法和注意事项等,消除患者的顾虑和焦虑心理,使其积极配合治疗。

3.病情观察

观察患者的外阴瘙痒症状、阴道分泌物的量及颜色等。

4.治疗护理

(1)治疗原则:消除诱因,改变阴道 pH,根据患者情况选择局部或全身应用抗真菌药杀灭致病菌。

(2)用药护理。①局部治疗:用 2%～4%碳酸氢钠溶液冲洗阴道或坐浴,再选用制霉菌素栓剂、克霉唑栓剂、咪康唑栓剂等置于阴道内,一般 7～10 天为 1 个疗程。②全身用药:若局部用药效果较差或病情顽固者,可选用伊曲康唑、氟康唑、酮康唑等口服。③用药注意:孕妇要积极治疗,否则阴道分娩时新生儿易感染发生鹅口疮。妊娠期坚持局部治疗,禁用口服唑类药物。勤换内裤,内裤、坐浴及洗涤用物应煮沸消毒 5～10 分钟以消灭病原体,避免交叉和重复感染的机会。④用药护理:嘱阴道灌洗或坐浴应注意药液浓度和治疗时间,灌洗药物要充分溶化,温度一般为 40 ℃,切忌过烫,以免烫伤皮肤。

(五)健康指导

(1)做好卫生宣教,养成良好的卫生习惯,每天洗外阴、换内裤。切忌搔抓。

(2)约 15%男性与女性患者接触后患有龟头炎,对有症状男性也应进行检查与治疗。

(3)鼓励患者坚持用药,不随意中断疗程。

(4)嘱积极治疗糖尿病等疾病,正确使用抗生素、雌激素,以免诱发外阴阴道假丝酵母菌病。

(六)护理评价

(1)患者分泌物减少,性状转为正常,舒适感增加。

(2)患者正确复述预防及治疗此疾病的相关知识,做到积极配合并坚持治疗。

五、萎缩性阴道炎

萎缩性阴道炎属非特异性阴道炎,常见于绝经后及卵巢切除后或盆腔放射治疗者。绝经后的萎缩性阴道炎又称老年性阴道炎。

(一)护理评估

1.健康史

(1)病因评估:①妇女绝经后;②手术切除卵巢;③产后闭经;④药物假绝经治疗;⑤盆腔放射治疗后等。由于雌激素水平降低,阴道上皮萎缩变薄,上皮细胞内糖原减少,阴道内 pH 增高,阴道自净作用减弱,局部抵抗力降低,致病菌入侵后易繁殖引起炎症。

(2)病史评估:了解有无糖尿病及长期使用抗生素、雌激素、类固醇皮质激素病史,了解个人卫生习惯及有无不洁性生活史,了解有无进行盆腔放疗等。

2.身心状况

(1)症状:白带增多,多为黄水状,严重感染时可呈脓性,有臭味。黏膜有浅表溃疡时,分泌物可为血性,有的患者可有点滴出血,可伴有外阴瘙痒、灼热、尿频、尿痛、尿失禁等症状。

(2)体征:妇科检查可见阴道皱襞消失,上皮菲薄,黏膜出血,表面可有小出血点或片状出血点;严重时可形成浅表溃疡,阴道弹性消失、狭窄,慢性炎症、溃疡还可引起阴道粘连,导致阴道闭锁。

(3)心理-社会状况:老年人常因思想比较保守,不愿就医而出现无助感。其他患者常因知识缺乏而病急乱投医,因此,应注意评估影响患者不愿就医的因素及家庭支持系统。

3.辅助检查

取分泌物检查,悬滴法排除滴虫性阴道炎和外阴阴道假丝酵母菌病;有血性分泌物时,常需做宫颈刮片或分段诊刮排除子宫颈癌和子宫内膜癌。

(二)护理诊断及合作性问题

1.舒适改变

舒适改变与外阴瘙痒、疼痛、分泌物增多有关。

2.知识缺乏

缺乏绝经后妇女预防保健知识。

3.有感染的危险

感染与局部分泌物增多、破溃有关。

(三)护理目标

(1)患者分泌物减少,性状转为正常,舒适感增加。

(2)患者正确复述预防及治疗此疾病的相关知识,做到积极配合并坚持治疗。

(3)患者无感染发生或感染被及时发现和控制,体温、血常规正常。

(四)护理措施

1.一般护理

嘱患者保持外阴清洁,勤换内裤。穿棉织内裤,减少刺激等。

2.心理护理

使患者了解老年性阴道炎的病因和治疗方法,减轻其焦虑;对卵巢切除、放疗者给予心理安慰与相关医学知识解释,增强其治疗疾病的信心;解释雌激素替代疗法可缓解症状,帮助其建立治愈疾病的信心。

3.病情观察

观察白带性状、量、气味,有无外阴瘙痒、灼热及膀胱刺激症状等。

4.治疗护理

(1)治疗原则:增强阴道黏膜的抵抗力,抑制细菌生长繁殖。

(2)治疗配合。①增加阴道酸度:用0.5%醋酸或1%乳酸溶液冲洗阴道,每天1次。阴道冲洗后,将甲硝唑200 mg或氧氟沙星200 mg,放入阴道深部,每天1次,7～10天为1个疗程。②增加阴道抵抗力:针对病因给予雌激素制剂,可局部用药,也可全身用药。将己烯雌酚0.125～0.25 mg,每晚放入阴道深部,7天为1个疗程。③全身用药:可口服尼尔雌醇,首次4 mg,以后每2～4周1次,每次2 mg,维持2～3个月。

(五)健康指导

(1)对围绝经期、老年妇女进行健康教育,使其掌握预防老年性阴道炎的措施及技巧。

(2)指导患者及其家属阴道灌洗、上药的方法和注意事项。用药前洗净双手及会阴,减少感染的机会。自己用药有困难者,指导其家属协助用药或由医护人员帮助使用。

(3)告知使用雌激素治疗可出现的症状,嘱乳癌或子宫内膜癌患者慎用雌激素制剂。

(六)护理评价

(1)患者分泌物减少,性状转为正常,舒适感增加。

(2)患者正确复述预防及治疗此疾病的相关知识,做到积极配合并坚持治疗。

第二节　功能失调性子宫出血

功能失调性子宫出血(dysfunctional uterine bleeding,DUB)简称功血,为妇科常见病。它是由于调节生殖系统的神经内分泌机制失常引起的异常子宫出血,而全身及内、外生殖器官无器质性病变存在。本病常表现为月经周期长短不一、经期延长、经量过多或不规则阴道出血。功血可分为排卵性功血和无排卵性功血两类,约85%的患者属无排卵性功血。功血可发生于月经初潮至绝经期间的任何年龄,约50%患者发生于绝经前期,育龄期约占30%,青春期约占20%。

一、护理评估

(一)健康史

1.无排卵性功血

(1)青春期:与下丘脑-垂体-卵巢轴调节功能未健全有关,过度劳累、精神紧张、恐惧、忧伤、环境及气候改变等应激刺激,及肥胖、营养不良等因素易导致下丘脑-垂体-卵巢轴调节功能紊乱,卵巢不能排卵。

(2)绝经过渡期:因卵巢功能衰退,卵巢对促性腺激素敏感性降低,卵泡在发育过程中因退行性变而不能排卵。

(3)生育期:可因内、外环境改变,如劳累、应激、流产、手术或疾病等引起短暂无排卵。也可因肥胖、多囊卵巢综合征、高泌乳素血症等因素长期存在,引起持续无排卵。

2.排卵性功血

黄体功能不足原因在于神经内分泌调节功能紊乱,导致卵泡期卵泡刺激素

(FSH)缺乏,卵泡发育缓慢,雌激素分泌减少,正反馈作用不足,黄体生成素(LH)峰值不高,使黄体发育不全、功能不足。子宫内膜不规则脱落者,由于下丘脑-垂体-卵巢轴调节功能紊乱或黄体机制异常引起萎缩过程延长。

评估时注意了解患者的发病年龄、月经史、婚育史及发病诱因,有无性激素治疗不当及全身性出血性疾病史。

(二)身体状况

1.月经紊乱

(1)无排卵性功血:最常见的症状是子宫不规则性出血,特点是月经周期紊乱,经期长短不一,经量多少不定。可先有数周或数月停经,然后阴道流血,量较多,持续2～3周或更长时间,不易自止,无腹痛或其他不适。

(2)排卵性功血:黄体功能不足者月经周期缩短,月经频发(月经周期短于21天),不易受孕或怀孕早期易流产;子宫内膜不规则脱落者月经周期正常,但经期延长,长达9～10天,多发生于产后或流产后。

2.贫血

因出血多或时间长,患者出现头晕、乏力、面色苍白等贫血征象。

3.体格检查

体格检查包括全身检查和妇科检查,排除全身性疾病及生殖器官器质性病变。

(三)心理-社会状况

青春期患者常因害羞而影响及时诊治,生育期患者担心影响生育而焦虑,围绝经期患者因治疗效果不佳或怀疑为恶性肿瘤而焦虑、紧张、恐惧。

(四)辅助检查

1.诊断性刮宫

诊断性刮宫可了解子宫内膜反应、子宫内膜病变,达到止血的目的。不规则流血者可随时刮宫,用以止血。确定有无排卵或黄体功能,于月经前一天或者月经来潮6小时内做诊断性刮宫,无排卵性功血的子宫内膜呈增生期改变,黄体功能不足显示子宫内膜分泌不良。子宫内膜不规则脱落,于月经周期第5～6天进行诊断性刮宫,增生期与分泌期子宫内膜共存。

2.B超检查

了解子宫内膜厚度及生殖器官有无器质性改变。

3.血常规及凝血功能检查

了解有无贫血、感染及凝血功能障碍。

4.宫腔镜检查

直接观察子宫内膜,选择病变区进行活组织检查。

5.卵巢功能检查

判断卵巢有无排卵或黄体功能。

(五)处理要点

1.无排卵性功血

青春期和生育期患者以止血、调整周期、促排卵为原则,围绝经期患者以止血、防止子宫内膜癌变为原则。

2.排卵性功血

黄体功能不足的治疗原则是促进卵泡发育,刺激黄体功能及黄体功能替代,分别应用氯米芬、人绒毛膜促性腺激素(HCG)和黄体酮;子宫内膜不规则脱落的治疗原则是促使黄体及时萎缩,子宫内膜及时完整脱落,常用药物有孕激素和 HCG。

二、护理问题

(一)潜在并发症

贫血。

(二)知识缺乏

缺乏性激素治疗的知识。

(三)有感染的危险

感染与经期延长、机体抵抗力下降有关。

(四)焦虑

焦虑与性激素使用及药物不良反应有关。

三、护理措施

(一)一般护理

患者体质往往较差,应加强营养,改善全身情况,可补充铁剂、维生素 C 和蛋白质。成人体内大约每 100 mL 血中含 50 mg 铁,行经期妇女,每天从食物中吸收铁 0.7～2.0 mg,经量多者应额外补充铁。向患者推荐含铁较多的食物如猪肝、胡萝卜、葡萄干等。按照患者的饮食习惯，为患者制订适合于个人的饮食计划，保证患者获得足够的营养。

（二）病情观察

观察并记录患者的生命体征、出量及入量，嘱患者保留出血期间使用的会阴垫及内裤，以便更准确地估计出血量，出血较多者，督促其卧床休息，避免过度疲劳和剧烈活动，贫血严重者，遵医嘱做好配血、输血、止血措施，执行治疗方案，维持患者正常血容量。

（三）对症护理

1.无排卵性功血

(1)止血：对大量出血患者，要求在性激素治疗 8 小时内见效，24～48 小时内出血基本停止，若 96 小时以上仍不止血者，应考虑有器质性病变存在。

性激素止血。①雌激素：应用大剂量雌激素可迅速提高血内雌激素浓度，促使子宫内膜生长，短期内修复创面而止血，主要用于青春期功血。目前多选用妊马雌酮 2.5 mg 或己烯雌酚1～2 mg。②孕激素：适用于体内已有一定水平雌激素的患者。常用药物如甲羟孕酮或炔诺酮，用药原则同雌激素。③雄激素：拮抗雌激素、增加子宫平滑肌及子宫血管张力而减少出血，主要用于围绝经期功血患者的辅助治疗，可随时停用。④联合用药：止血效果优于单一药物，可用三合激素或口服短效避孕药，血止后逐渐减量。

刮宫术：止血及排除子宫内膜癌变，适用于年龄＞35 岁、药物治疗无效或存在子宫内膜癌高危因素的患者。

其他止血药：卡巴克洛和酚磺乙胺可减少微血管的通透性，氨基己酸、氨甲苯酸、氨甲环酸等可抑制纤维蛋白溶酶，有减少出血量的辅助作用，但不能赖以止血。

(2)调整月经周期：一般连续用药 3 个周期。在此过程中务必积极纠正贫血，加强营养，以改善体质。

雌、孕激素序贯疗法：人工周期，通过模拟自然月经周期中卵巢的内分泌变化，将雌、孕激素序贯应用，使子宫内膜发生相应变化，引起周期性脱落。适用于青春期功血或生育期功血者，可诱发卵巢自然排卵。雌激素自月经来潮第 5 天开始用药，妊马雌酮 1.25 mg 或己烯雌酚 1 mg，每晚 1 次，连服 20 天，于服雌激素最后 10 天加用甲羟孕酮每天 10 mg，两药同时用完，停药后3～7 天出血。于出血第 5 天重复用药，一般连续使用 3 个周期。用药 2～3 个周期后，患者常能自发排卵。

雌、孕激素联合疗法：可周期性口服短效避孕药，适用于生育期功血、内源性雌激素水平较高者或绝经过渡期功血者。

后半周期疗法：于月经周期的后半周期开始（撤药性出血的第16天）服用甲羟孕酮，每天10 mg，连服10天为1个周期，共3个周期为1个疗程，适用于青春期或绝经过渡期功血者。

(3)促排卵：适用于育龄期功血者。常用药物如氯米芬、人绒毛膜促性腺激素（HCG）等。于月经第5天开始每天口服氯米芬50 mg，连续5天，以促进卵泡发育。B超监测卵泡发育接近成熟时，可大剂量肌内注射HCG 5 000 U以诱发排卵。青春期不提倡使用。

(4)手术治疗：以刮宫术最常用，既能明确诊断，又能迅速止血。绝经过渡期出血患者激素治疗前宜常规刮宫，最好在子宫镜下行分段诊断性刮宫，以排除子宫内细微器质性病变。对青春期功血刮宫应持慎重态度。必要时行子宫次全切除或子宫切除术。

2.排卵性功血

(1)黄体功能不足：药物治疗如下。①黄体功能替代疗法：自排卵后开始每天肌内注射黄体酮10 mg，共10～14天，用以补充黄体分泌黄体酮的不足。②黄体功能刺激疗法：通常应用HCG以促进及支持黄体功能。于基础体温上升后开始，隔天肌内注射HCG 1 000～2 000 U，共5次，可使血浆黄体酮明显上升，随之正常月经周期恢复。③促进卵泡发育：于月经第5天开始，每晚口服氯米芬50 mg，共5天。

(2)子宫内膜不规则脱落：药物治疗如下。①孕激素：自排卵后第1～2天或下次月经前10～14天开始，每天口服甲羟孕酮10 mg，连续10天，有生育要求可肌内注射黄体酮。②HCG：用法同黄体功能不足。

3.性激素治疗的注意事项

(1)严格遵医嘱正确用药，不得随意停服或漏服，以免使用不当引起子宫出血。

(2)药物减量必须按规定在血止后开始，每3天减量1次，每次减量不超过原剂量的1/3，直至维持量，持续用至血止后20天停药。

(3)雌激素口服可能引起恶心、呕吐等胃肠道反应，可饭后或睡前服用；对存在血液高凝倾向或血栓性疾病史者禁忌使用。

(4)雄激素用量过大可能出现男性化不良反应。

(四)预防感染

(1)测体温、脉搏。

(2)指导患者保持会阴部清洁,出血期间禁止盆浴及性生活。

(3)注意有无腹痛等生殖器官感染征象。

(4)按医嘱使用抗生素。

(五)心理护理

注意情绪调节,避免过度紧张与精神刺激。特别是青春期少女,父母们不仅要关注女孩的学习状况与膳食状况,还要重视女孩的情绪变化,与其多沟通,了解其内心世界的变化,帮助其释放不良情绪,以使其保持相对稳定的精神-心理状态,避免情绪上的大起大落。

(六)健康指导

(1)宜清淡饮食,多食富含维生素 C 的新鲜瓜果、蔬菜。注意休息,保持心情舒畅。

(2)强调严格掌握雌激素的适应证,并合理使用,对更年期及绝经后妇女更应慎用,应用时间不宜过长,量不宜大,并应严密观察反应。

(3)月经期避免剧烈运动,禁止盆浴及性生活,保持会阴部清洁。

第三节　子宫颈炎

子宫颈炎是指子宫颈发生的急性/慢性炎症。子宫颈炎是妇科常见疾病之一,包括宫颈阴道部炎症及宫颈管黏膜炎症。临床上分为急性子宫颈炎和慢性子宫颈炎,临床多见的子宫颈炎是急性子宫颈管黏膜炎,若急性子宫颈炎未经及时诊治或病原体持续存在,可导致慢性子宫颈炎症。

由于宫颈管黏膜上皮为单层柱状上皮,抗感染能力较差,当遇到多种病原体侵袭、物理化学因素刺激、机械性子宫颈损伤、子宫颈异物等,引起子宫颈局部充血、水肿,上皮变性、坏死,黏膜、黏膜下组织、腺体周围大量中性粒细胞浸润,或子宫颈间质内有大量淋巴细胞、浆细胞等慢性炎细胞浸润,可伴有子宫颈腺上皮及间质增生和鳞状上皮化生。因子宫颈阴道部鳞状上皮与阴道鳞状上皮相延续,亦可由阴道炎症引起宫颈阴道部炎症。

病原体种类。①性传播疾病的病原体：主要是淋病奈瑟菌及沙眼衣原体。②内源性病原体：与细菌性阴道病病原体、生殖道支原体感染有关。

一、护理评估

(一)健康史

1.一般资料

年龄、月经史、婚育史，是否处在妊娠期。

2.既往疾病史

详细了解有无阴道炎、性传播疾病及子宫颈炎症的病史，包括发病时间、病程经过、治疗方法及效果。

3.既往手术史

详细询问分娩手术史，了解阴道分娩时有无宫颈裂伤，是否做过妇科阴道手术操作及有无宫颈损伤、感染史。

4.个人生活史

了解个人卫生习惯，分析可能的感染途径。

(二)生理状况

1.症状

(1)急性子宫颈炎：阴道分泌物增多，呈黏液脓性，阴道分泌物的刺激可引起外阴瘙痒及灼热感；可出现月经间期出血、性交后出血等症状；常伴有尿道症状，如尿急、尿频、尿痛。

(2)慢性子宫颈炎：患者多无症状，少数患者可有阴道分泌物增多，呈淡黄色或脓性，偶有接触性出血、月经间期出血，偶有分泌物刺激引起外阴瘙痒或不适。

2.体征

(1)急性子宫颈炎：检查见脓性或黏液性分泌物从子宫颈管流出；用棉拭子擦拭子宫颈管时，容易诱发子宫颈管内出血。

(2)慢性子宫颈炎：检查可见宫颈呈糜烂样改变，或有黄色分泌物覆盖子宫颈口或从宫颈管流出，也可见子宫颈息肉或子宫颈肥大。

(3)辅助检查。①实验室检查：分泌物涂片做革兰染色，每高倍视野中性粒细胞＞30个；阴道分泌物湿片检查，每高倍视野白细胞＞10个；做淋病奈瑟球菌及沙眼衣原体检测，以明确病原体。②宫腔镜检查：镜下可见血管充血，宫颈黏膜及黏膜下组织、腺体周围大量中性粒细胞浸润，腺腔内可见脓性分泌物。③宫颈细胞学检查：宫颈刮片、宫颈管吸片，与宫颈上皮瘤样病变或早期宫颈癌相鉴别。④阴道镜及活组织检查：必要时进行，以明确诊断。

(三)高危因素

(1)性传播疾病，年龄＜25岁，多位性伴侣或新性伴侣且为无保护性交。

(2)细菌性阴道病。

(3)分娩、流产或手术致子宫颈损伤。

(4)卫生不良或雌激素缺乏，局部抗感染能力差。

(四)心理-社会因素

1.对健康问题的感受

是否存在因无明显症状，而不重视或延误治疗。

2.对疾病的反应

是否因病变在宫颈，又涉及生殖器官与性，而不愿及时就诊；或因阴道分泌物增多引起不适；或治疗效果不明显而烦躁不安；或遇有白带带血或接触性出血时，担心疾病的严重程度，疑有癌变而恐惧、焦虑。

3.家庭-社会及经济状况

家人对患者是否关心，家庭经济状况及是否有医疗保险。

二、护理诊断

(一)皮肤完整性受损

其与宫颈上皮糜烂及炎性刺激有关。

(二)舒适的改变

其与白带增多有关。

(三)焦虑

其与害怕宫颈癌有关。

三、护理措施

(一)症状护理

1.阴道分泌物增多

观察阴道分泌物颜色、性状、气味及量，选择合适的药液进行阴道冲洗。在不清楚种类时，不可滥用冲洗液，指导患者勤换会阴垫及内裤，保持外阴清洁干燥。

2.外阴瘙痒与灼痛

嘱患者尽量避免搔抓，防止外阴部皮肤破损，减少活动，避免摩擦外阴。

(二)用药护理

药物治疗主要用于急性子宫颈炎。

1.遵医嘱用药

(1)经验性抗生素治疗:在未获得病原体检测结果前,采用针对衣原体的经验性抗生素治疗,阿奇霉素 1 g,单次顿服,或多西环素 100 mg,每天 2 次,连服 7 天。

(2)针对病原体的抗生素治疗:临床上除选用抗淋病奈瑟菌的药物外,同时应用抗衣原体感染的药物。对于单纯急性淋病奈瑟菌性子宫颈炎,常用药物有头孢菌素,如头孢曲松钠 250 mg,单次肌内注射,或头孢克肟 400 mg,单次口服等;对沙眼衣原体所致子宫颈炎,治疗药物有四环素类,如多西环素 100 mg,每天 2 次,连服 7 天。

2.用药观察

注意观察药物的不良反应,若出现不良反应,立即停药并通知医师。

3.用药注意事项

注意药物的半衰期及有效作用时间,注意药物的配伍禁忌,抗生素应现配现用。

4.用药指导

若病原体为沙眼衣原体及淋病奈瑟菌,应对性伴侣进行相应的检查和治疗。

(三)物理治疗及手术治疗的护理

1.宫颈糜烂样改变

若为无症状的生理性柱状上皮异位,无须处理;对伴有分泌物增多、乳头状增生或接触性出血,可给予局部物理治疗,包括激光、冷冻、微波等,也可以给予中药作为物理治疗前后的辅助治疗。

2.慢性子宫颈黏膜炎

针对病因给予治疗,若病原体不清可试用物理治疗,方法同上。

3.子宫颈息肉

配合医师行息肉摘除术。

4.子宫颈肥大

一般无须治疗。

(四)心理护理

(1)加强疾病知识宣传,引导患者正确认识疾病,及时就诊,接受规范治疗。

(2)向患者解释疾病与健康的问题,鼓励患者表达自己的想法。对病程长、迁延不愈的患者,给予关心和耐心解说,告知疾病的过程及防治措施;对病理检查发现宫颈上皮有异常增生的病例,告知通过密切监测,坚持治疗,可阻断癌变途径,以缓解焦虑心理,增加治疗的信心。

(3)与家属沟通,让其多关心患者,支持患者,坚持治疗,促进康复。

四、健康指导

(一)讲解疾病知识

向患者讲解子宫颈炎的疾病知识,告知及时就诊和规范治疗的重要性。

(二)个人卫生指导

嘱患者保持外阴清洁,每天清洗外阴 2 次,养成良好的卫生习惯,尤其是经期、孕产期及产褥期卫生,避免感染发生。

(三)随访指导

告知患者,物理治疗后有分泌物增多,甚至有多量水样排液,在术后 1～2 周脱痂时可有少量出血,是创面愈合的过程,不必应诊;如出血量多于月经量则需到医院就诊处理;在物理治疗后2 个月内禁止性生活、盆浴和阴道冲洗;治疗后经过 2 个月经周期,于月经干净后 3～7 天来院复查,评价治疗效果,效果欠佳者可进行第二次治疗。

(四)体检指导

坚持每 1～2 年做 1 次体检,及早发现异常,及早治疗。

五、注意事项

(1)治疗前,应常规做宫颈刮片行细胞学检查。

(2)在急性生殖器炎症期不做物理治疗。

(3)治疗时间应选在月经干净后 3～7 天内进行。

(4)物理治疗后可出现阴道分泌物增多,甚至有大量水样排液,在术后 1～2 周脱痂时可有少许出血。

(5)应告知患者,创面完全愈合时间为 4～8 周,期间禁盆浴、性交和阴道冲洗。

(6)物理治疗有引起术后出血、宫颈管狭窄、感染的可能,应定期复查,观察创面愈合情况直到痊愈,同时检查有无宫颈管狭窄。

第四节　子宫内膜异位症

子宫内膜异位症是指具有生长功能的子宫内膜生长在子宫腔内壁以外引起的症状和体征。异位的子宫内膜绝大多数局限在盆腔内的生殖器官和邻近器官的腹膜面,故临床上称为盆腔子宫内膜异位症。当子宫内膜生长在子宫肌层内称子宫腺肌病,部分患者两者可合并存在。

子宫内膜异位症的发病率近年来明显增高,是目前常见的妇科病之一,多见于30～40岁的妇女。本病为良性病变,但有远距离转移和种植能力。初潮前无发病者,绝经后异位的子宫内膜组织可逐渐萎缩吸收,妊娠或使用性激素抑制卵巢功能可暂时阻止本病的发展,因此,子宫内膜的发病与卵巢的周期性变化有关。本病也发生周期性出血,引起周围组织纤维化、粘连,病变局部形成紫蓝色硬结或包块。卵巢的子宫内膜异位症最为常见,卵巢内的异位内膜因反复出血而形成多个囊肿,但以单个多见,故又称为卵巢子宫内膜异位囊肿。囊肿内含暗褐色黏稠的陈旧血,状似巧克力液体,故又称为卵巢巧克力囊肿。

一、护理评估

(一)病史

1.月经史

初潮年龄,月经周期、经期、经量是否正常,有无痛经或其他伴随症状。痛经的性质是否为进行性加重。

2.婚育史

结婚年龄,婚次,夫妻性生活情况,有无经期性交,生育情况,足月产、早产、流产次数,现有子女数等

3.既往病史

有无先天性生殖道畸形、子宫手术或经期盆腔检查等情况。

(二)身心状态

1.身体状态

(1)痛经:痛经是子宫内膜异位症的典型症状,其特点为继发性和进行性加重。疼痛多位于下腹部和腰骶部,可放射至阴道、会阴、肛门或大腿,常于月经来

潮前 1～2 天开始，经期第一天最为剧烈，以后逐渐减轻，至月经干净时消失。

(2)月经失调：部分患者有经量增多和经期延长，少数出现经前期点滴出血。月经失调可能与卵巢无排卵、黄体功能不足等有关。

(3)性交痛：由于异位的内膜出现在子宫直肠陷凹或病变导致子宫后倾固定，性交时子宫颈受到碰撞及子宫收缩和向上提升，可引起疼痛。

(4)不孕：占 40%左右，其原因可能与盆腔内器官和组织广泛粘连和输卵管的蠕动减弱，影响卵子的排出、摄取和受精卵的运行有关。

2.心理状态

由于疼痛、不孕造成患者顾虑重重，心理压力大，需要手术的患者会有紧张、恐惧等心理问题。

(三)诊断性检查

1.妇科检查

典型者子宫后倾固定，盆腔检查可扪及盆腔内有触痛性结节或子宫旁有不活动的囊性包块。

2.辅助检查

(1)B 型超声检查可确定卵巢子宫内膜异位囊肿的位置、大小和形状。

(2)腹腔镜检查可发现盆腔内器官或子宫直肠陷凹、子宫骶骨韧带等处有紫蓝色结节。

二、护理诊断

(一)焦虑

焦虑与不孕和需要手术有关。

(二)知识缺乏

缺乏自我照顾及与手术相关的知识。

(三)舒适改变

舒适改变与痛经及手术后伤口有关。

三、护理目标

(1)患者能正确认识疾病的性质及发生原因，解除紧张、恐惧的心理，坚定治疗信心。

(2)患者自觉疼痛症状缓解。

四、护理措施

(1)心理护理:许多年轻患者因顽固的痛经、不孕等情况而焦虑。护理人员应多关心和理解患者,说明该病只要坚持用药或采取必要的手术便可改善症状,鼓励患者树立信心,积极配合治疗,对尚未生育的患者应给予指导和帮助,促使其尽早受孕。

(2)做好卫生宣传教育工作,防止经血逆流,如有先天性生殖道畸形或后天性炎性阴道狭窄、宫颈粘连等应及时手术。凡进入宫腔内的经腹手术,应保护腹壁切口和子宫切口,防止子宫内膜种植到腹壁切口或子宫切口。经期应避免盆腔检查和性交。

(3)使用激素治疗患者,应介绍服药的注意事项及用后可能出现的反应(恶心、食欲缺乏、闭经、乏力或体重增加等),使其解除思想顾虑,提高治疗效果。

(4)用药期间注意有无卵巢子宫内膜异位囊肿破裂的征象,如出现急性腹痛应及时通知医师,并做好剖腹探查的各项准备。

(5)对需要手术者应按腹部手术做好术前准备和术后护理。

(6)出院健康教育,加强患者对病程及治疗的认识,指导伤口处理和康复教育,术后6周避免盆浴和性生活,6周后来院复查。

五、评价

(1)患者无焦虑的表现并对治疗充满信心。

(2)患者能按时服药并了解药物的反应。

(3)自觉症状缓解和消失。

第五节　子宫腺肌病

子宫腺肌病是指当子宫内膜腺体和间质侵入子宫肌层时,形成弥漫或局限性的病变,是妇科常见病。本病多发生于30～50岁经产妇;约15%患者同时合并子宫内膜异位症;约50%患者合并子宫肌瘤;临床病理切片检查,发现10%～47%子宫肌层中有子宫内膜组织,但35%无临床症状。

多次妊娠及分娩、人工流产、慢性子宫内膜炎等造成子宫内膜基底层损伤,子宫内膜自基底层侵入子宫肌层内生长,可能是主要原因。此外,由于内膜基底层缺乏黏膜下层的保护，在解剖结构上子宫内膜易于侵入肌层。腺肌病常合并子宫肌瘤和子宫内膜增生，提示高水平雌孕激素刺激，也可能是促进内膜向肌层生长的原因之一。

应视患者症状、年龄、生育要求而定。药物治疗适用于症状较轻、有生育要求和接近绝经期的患者；年轻或希望生育的子宫腺肌瘤患者，可试行病灶挖除术；症状严重、无生育要求或药物治疗无效者，应行全子宫切除术。

一、护理评估

(一)健康史

了解患者年龄、婚姻、月经史、婚育史、生育史、出现典型症状的情况，以及对患者身心的影响，了解患者既往患病史。子宫腺肌病多发生于生育年龄的经产妇，常合并子宫内膜异位症和子宫肌瘤，有多次妊娠及分娩或过度刮宫史。生殖道阻塞，如单角子宫、宫颈阴道不通畅患者等常同时合并腺肌病。

(二)生理状况

1.症状

询问患者是否有经量过多、经期延长和逐渐加重的进行性痛经。

2.体征

妇科检查时子宫均匀性增大或局限性隆起、质硬且有压痛。

3.辅助检查

阴道B超提示子宫增大，肌层中不规则回声增强；盆腔MRI可协助诊断；宫腔镜下取子宫肌肉活检，可确诊。

(三)高危因素

1.年龄

40岁以上的经产妇。

2.子宫损伤

多次妊娠、人工流产、慢性子宫内膜炎等造成子宫内膜基底层损伤。

3.先天不足

生殖道阻塞，如单角子宫、宫颈阴道不通、有子宫无阴道的先天畸形等。

4.卵巢功能失调

高水平雌孕激素刺激者，如子宫肌瘤、子宫内膜增生患者。

(四)心理-社会因素

了解患者对疾病的认知，是否存在焦虑、恐惧等表现；了解患者家庭关系，是否因不孕或继发不孕影响夫妻、家庭关系；了解患者的经济水平等。

二、护理诊断

(一)焦虑

焦虑与月经改变和痛经有关。

(二)知识缺乏

缺乏自我照顾及与手术相关的知识。

(三)舒适改变

舒适改变与痛经有关。

三、护理目标

(1)患者能正确认识疾病的性质及发生原因，解除紧张、恐惧的心理，坚定治疗信心。

(2)患者自觉疼痛症状缓解。

四、护理措施

(一)症状护理

1.月经改变

经量增多者，指导患者使用透气棉质卫生巾，保留卫生巾称重，以评估月经量；经期延长者，早晚用温开水清洗外阴各 1 次，以防逆行感染。若合并贫血，需指导患者遵医嘱服用药物，观察贫血的改善情况。

2.痛经

询问患者疼痛部位、性质、疼痛开始时间及持续时间。疼痛轻者，指导患者腹部热敷、卧床休息；疼痛重者，遵医嘱给予前列腺素合成酶抑制剂。

(二)用药护理

1.口服避孕药

其适用于轻度内异症患者，常用低剂量高效孕激素和炔雌醇复合制剂，用法为每天 1 片，连续用 6～9 个月，护士需观察药物疗效，观察有无恶心、呕吐等不良反应。

2.促性腺激素释放激素激动剂

常用药物：亮丙瑞林 3.75 mg，月经第 1 天皮下注射后，每隔28 天注射 1 次，共 3～6 次。需观察有无潮热、阴道干燥、性欲减退和骨质丢失等不良反应，停药后可消失。连续用药3个月以上者，需添加小剂量雌激素和孕激素，以防止骨质丢失。

3.左炔诺孕酮宫内节育器(LNG-ZUS)

治疗初期部分患者会出现淋漓出血、下移甚至脱落等，需加强随访。

(三)手术护理

1.保守手术

如小病灶挖除术或子宫肌壁楔形切除术，可明显减轻症状并增加妊娠概率。指导其术后6个月受孕。

2.子宫切除术

年轻或未绝经的患者可保留卵巢；绝经后或合并严重子宫内膜异位症者，可行双卵巢切除术。

(四)心理护理

(1)痛经、月经改变及贫血者影响生活质量，患者焦虑烦躁，向患者说明月经时轻度疼痛不适是生理反应，给予舒缓的音乐、舒适的环境，保证足够的休息和睡眠，患者及家属、护士共同制订规律而适度的锻炼计划，家属督促患者适度锻炼，可缓解患者的心理压力。

(2)手术患者担心预后和性生活，说明子宫切除术后症状可基本消失，生活质量会得到改善。此外，子宫是月经来潮和孕育胎儿的器官，切除子宫不会男性化，增加对治疗的信心。

(五)健康指导

(1)指导患者随访：手术患者出院后3个月到门诊复查，了解术后康复情况。

(2)保守手术和子宫切除患者，术后休息1～3个月，3个月之内避免性生活及阴道冲洗，避免提举重物，防止正在愈合的腹部肌肉用力，并应逐渐加强腹部肌肉的力量。未经医护人员许可，避免从事可增加盆腔充血的活动，如跳舞、久站等。

(3)有生殖道阻塞疾病时，嘱患者积极治疗，实施整形手术。

(4)对实施保守手术治疗的患者，指导其术后6个月受孕。

(5)注意高危因素与妇科疾病的相关性，定期做好妇科病普查。

五、评估

(1)医务人员避免过度刮宫，减少内膜碎片进入肌层的机会。

(2)药物治疗过程中如出现严重的绝经期症状,可酌情反向添加治疗提高雌激素水平,降低相关血管症状和骨质疏松的发生,也可提高患者的顺应性。

第六节　子宫脱垂

子宫脱垂是指子宫从正常位置沿阴道下降,子宫颈外口达到坐骨棘水平以下,甚至子宫部分或全部脱出阴道口外,常伴有阴道前后壁膨出。

一、护理评估

(一)健康史

1.病因与发病机制

(1)分娩损伤:分娩损伤是最主要的原因。在分娩过程中,产妇过早屏气,第二产程延长或经阴道手术助产,盆底肌肉、筋膜及子宫韧带过度伸展,甚至撕裂,分娩后未及时修补或修补不佳。产褥期产妇过早体力劳动,过高的腹压会压迫子宫向下移位发生脱垂。

(2)长期腹压增加:如长期慢性咳嗽、习惯性便秘、久站、久蹲等使腹内压增高,迫使子宫向下移位,导致脱出,产褥期腹压增加更容易导致子宫脱垂。

(3)盆底组织发育不良或退行性变:子宫脱垂偶见于未产妇女,主要为先天性盆底组织发育不良所致。老年妇女盆底组织萎缩退化或支持组织削弱,也可发生子宫脱垂。

2.病史评估

了解患者分娩史,评估其有无第二产程延长、阴道助产等难产史,产后恢复情况;了解患者有无慢性病病史,如长期慢性咳嗽等;是否存在先天性盆底组织发育不良。

(二)身心状况

1.症状

子宫脱垂轻度时(Ⅰ度)可无自觉症状,加重后(Ⅱ、Ⅲ度)出现以下症状。

(1)下坠感及腰背酸痛:常在久站、走路与重体力劳动时加重,卧床休息后症状减轻。

(2)肿物自阴道脱出：走路、蹲或排便等腹压增加时，阴道口有一肿物脱出。轻者平卧休息后可自行恢复，重者不能自行恢复需用手还纳，甚至用手也难以还纳，行走不便。

(3)阴道分泌物增多：脱出的子宫及阴道壁由于反复摩擦而发生感染，有脓血性分泌物渗出。

(4)大小便异常：由于膀胱、尿道膨出，患者常伴有尿频、尿急甚至尿潴留或压力性尿失禁。直肠膨出的患者可伴有便秘和排便困难等。

2.体征

患者取膀胱截石位，根据患者向下用力屏气时子宫下降的程度，将子宫脱垂分为3度。

(1)Ⅰ度：轻型为子宫颈外口距处女膜处<4 cm，但未达处女膜缘；重型为宫颈外口已达处女膜缘，检查时在阴道口可见子宫颈。

(2)Ⅱ度：轻型为宫颈已脱出阴道口，但宫体仍在阴道内；重型为宫颈或部分宫体脱出阴道口外。

(3)Ⅲ度：子宫颈及宫体全部脱出至阴道口外。脱出的子宫及阴道壁由于长期暴露摩擦，导致宫颈及阴道壁可见溃疡，有少量阴道出血或脓性分泌物。

3.心理-社会状况

由于长期的子宫脱垂使患者行动不便，不能从事体力劳动，使工作和生活受到影响，患者感到烦恼、痛苦；严重会影响性生活，患者常出现烦躁、焦虑、情绪低落等情绪。

二、辅助检查

注意检查血象，注意张力性尿失禁及妇科检查情况。

三、护理诊断及合作性问题

1.焦虑

焦虑与长期的子宫脱出影响日常生活和工作有关。

2.舒适的改变

舒适的改变与子宫脱出影响行动有关。

3.组织完整性受损

组织完整性受损与外露子宫、阴道前后壁长期摩擦有关。

四、护理目标

(1)患者情绪稳定，能配合治疗、护理活动。

(2)患者病情缓解,舒适感增加。

(3)患者组织完整,无受损。

五、护理措施

(一)一般护理

(1)指导患者保持外阴干燥、清洁,每天用流水冲洗外阴,禁止使用刺激性强的药液。有溃疡者每天用0.02%高锰酸钾液坐浴1～2次,每次20～30分钟,勤换内衣裤。

(2)有肿块脱出者及早就医,及时回纳脱出物并教会患者正确的回纳手法,病情重不能回纳者,应卧床休息,减少下地活动次数和时间。

(3)教给患者做盆底肌肉锻炼,如做提肛运动;指导患者避免增加腹压的因素,如咳嗽、久站及久蹲等;保持大便通畅,每天进食蔬菜应保持500 g。

(4)每天为患者提供酸性果汁,可保持尿液呈酸性,不利于细菌生长;指导患者练习卧床排尿;若有肿块脱出影响排尿,指导患者排尿前先将脱出物还纳;尿潴留留置尿管者,应间歇放尿以训练膀胱功能。排尿功能恢复正常后,鼓励患者每天饮水2 000 mL以上。

(5)嘱患者加强营养,进食高蛋白、高维生素食物,增强体质。

(二)心理护理

帮助患者树立战胜疾病的信心,耐心讲解子宫脱垂的知识和预后,鼓励病友间交流沟通,促进积极因素。

(三)病情监护

观察患者有无外阴异物感,子宫脱垂的程度;注意阴道分泌物的颜色、气味、性状。

(四)治疗护理

1.治疗原则

治疗以安全、简单、有效为原则。

(1)非手术治疗:用于Ⅰ度轻型子宫脱垂,年老不能耐受手术或需要生育者。①支持疗法:注意休息,增加营养,保持大便通畅,避免重体力劳动,治疗增加腹压的疾病,加强盆底肌的锻炼。②子宫托:子宫托是一种支持子宫和阴道壁使其维持在阴道内不脱出的工具,适用于各度子宫脱垂及阴道前后壁膨出的患者。重度子宫脱垂伴盆底肌明显萎缩以及宫颈或阴道壁有炎症或有溃疡者均不宜使用，经期和妊娠期停用。

(2)手术治疗：适用于非手术治疗无效或Ⅱ度、Ⅲ度子宫脱垂者。手术方式主要包括阴道前后壁修补术；阴道前后壁修补加主韧带缩短及宫颈部分切除术，也叫曼彻斯特手术；经阴道子宫全切除及阴道前后壁修补术；阴道纵隔成形术等。

2.治疗配合及特殊专科护理

(1)支持治疗的护理：教会患者做盆底肌肉锻炼增强盆底肌肉张力。做缩肛运动，用力收缩 3～10 秒，放松 5～10 秒，每次连续 5～10 分钟，每天 3～4 次，持续 3 个月。

(2)教会患者使用子宫托(图 6-2)。①放托：患者排空直肠、膀胱，洗净双手，取半卧位或蹲位，双腿分开，一手持子宫托盘呈倾斜位进入阴道内，将托柄向内、向上旋转，直至托盘达子宫颈，向下屏气，使托盘吸附于宫颈，托柄弯曲度朝前，对正耻骨弓后面。②取托：手指捏住托柄轻轻摇晃，待负压消失后向后外方牵拉取出。③注意事项：放置子宫托之前阴道应有一定水平的雌激素作用，绝经后的妇女可用阴道雌激素霜剂，4～6 周后再使用子宫托；经期和妊娠期停用；选择大小合适的子宫托，以放置后不脱出又无不适为宜；每晚取出洗净，次晨放入，切忌久置不取，以免过久压迫导致生殖道糜烂、溃疡甚至瘘；放托后，分别于第 1、3、6 个月时到医院检查 1 次，以后每 3～6 个月到医院复查。

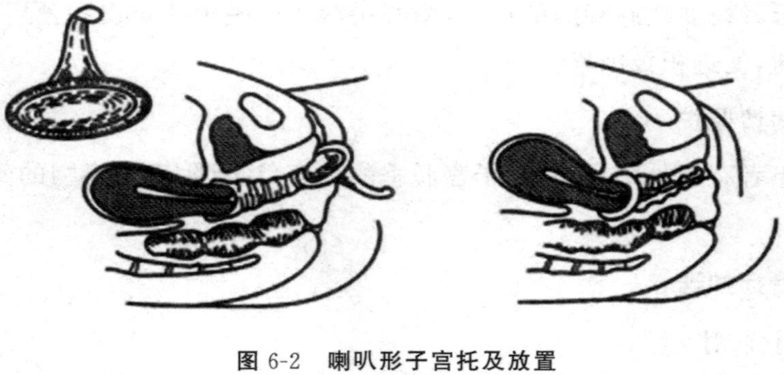

图 6-2 喇叭形子宫托及放置

(3)做好术前、术后护理。术前护理同外阴、阴道手术护理。术后除按外阴、阴道手术患者的护理外，应卧床休息 7～10 天，留尿管 10～14 天。避免增加腹压，坚持肛提肌锻炼。

六、健康指导

休息 3 个月，3 个月内禁止性生活、盆浴，半年内避免重体力劳动；术后 2 个月、3个月分别门诊复查；宣传产后护理保健知识，进行产后体操锻炼和盆底肌锻炼，增强体质；积极治疗便秘、慢性咳嗽等长期性疾病；实行计划生育。

七、护理评价

评价护理目标是否达到，护理措施的实施情况，健康指导是否落实到位，有无新的护理问题出现。

第七节　早　　产

早产是指妊娠满28周至不足37周（196～258天）间分娩者。此时娩出的新生儿称为早产儿，体重为1 000～2 499 g，各器官发育尚不够健全，出生孕周越小，体重越轻，预后越差。国内早产占分娩总数的5%～15%。约15%早产儿于新生儿期死亡。近年由于早产儿治疗学及监护手段的进步，其生存率明显提高，伤残率下降，国外学者建议将早产定义时间上限提前到妊娠20周。

一、病因

诱发早产的常见原因：①胎膜早破、绒毛膜羊膜炎最常见，30%～40%早产与此有关；②下生殖道及泌尿道感染，如B族溶血性链球菌、沙眼衣原体、支原体感染、急性肾盂肾炎等；③妊娠合并症与并发症，如妊娠期高血压疾病、妊娠期肝内胆汁淤积症，妊娠合并心脏病、慢性肾炎、病毒性肝炎、急性肾盂肾炎、急性阑尾炎、严重贫血、重度营养不良等；④子宫过度膨胀及胎盘因素，如羊水过多、多胎妊娠、前置胎盘、胎盘早剥、胎盘功能减退等；⑤子宫畸形，如纵隔子宫、双角子宫等；⑥宫颈内口松弛；⑦每天吸烟>10支，酗酒。

二、临床表现

早产的主要临床表现是子宫收缩，最初为不规则宫缩，常伴有少许阴道流血或血性分泌物，以后可发展为规则宫缩，其过程与足月临产相似，胎膜早破较足月临产多见。宫颈管先逐渐消退，然后扩张。妊娠满28周至不足37周出现至少10分钟1次的规则宫缩，伴宫颈管缩短，可诊断先兆早产；妊娠满28周至不足37周出现规则宫缩（20分钟≥4次，或60分钟≥8次，持续>30秒），伴宫颈缩短≥80%，宫颈扩张1 cm以上可诊断为早产临产。部分患者可伴有少量阴道流血或阴道流液。以往有晚期流产、早产史及产伤史的孕妇容易发生早产。诊断早产一般并不困难，但应与妊娠晚期出现的生理性子宫收缩相区别。生理性子宫收缩一般不规则、无痛感，且不伴有宫颈管消退和宫口扩张等改变。

三、处理原则

若胎膜未破，胎儿存活、无胎儿窘迫，无严重妊娠并发症时，应设法抑制宫缩，尽可能延长孕周；若胎膜已破，早产不可避免时，应设法提高早产儿存活率。

四、护理

（一）护理评估

1.病史

详细评估可致早产的高危因素，如孕妇以往有流产、早产史或本次妊娠期有阴道流血史，则发生早产的可能性大，应详细询问并记录患者既往出现的症状及接受治疗的情况。

2.身心诊断

妊娠晚期者子宫收缩规律（20 分钟≥4 次），伴以宫颈管消退≥75%，以及进行性宫颈扩张2 cm以上时，可诊断为早产者临产。

早产已不可避免时，孕妇常会不自觉地把一些相关的事情与早产联系起来而产生自责感；由于孕妇对结果的不可预知，恐惧、焦虑、猜测也是早产孕妇常见的情绪反应。

3.辅助检查

通过全身检查及产科检查，结合阴道分泌物的生化指标检测，核实孕周，评估胎儿成熟度、胎方位等；观察产程进展，确定早产的进程。

（二）可能的护理诊断

1.有新生儿受伤的危险

有新生儿受伤的危险与早产儿发育不成熟有关。

2.焦虑

焦虑与担心早产儿预后有关。

（三）预期目标

（1）新生儿不存在因护理不当而产生的并发症。

（2）患者能平静地面对事实，接受治疗及护理。

(四)护理措施

1.预防早产

孕妇良好的身心状况可减少早产的发生,突发的精神创伤亦可诱发早产。因此,应做好孕期保健工作,指导孕妇加强营养,保持平静心情。避免诱发宫缩的活动,如抬举重物、性生活等。高危孕妇必须多卧床休息,以左侧卧位为宜,以增加子宫血循环,改善胎儿供氧,慎做肛查和引导检查等,积极治疗并发症。宫颈内口松弛者应于孕14~18周或更早些时间做预防性宫颈环扎术,防止早产的产生。

2.药物治疗的护理

先兆早产的主要治疗为抑制宫缩,与此同时,还要积极控制感染治疗并发症。护理人员应能明确具体药物的作用和用法,并能识别药物的不良反应,以避免毒性作用的发生,同时,应对患者做相应的健康教育。常用抑制宫缩的药物有以下几类。

(1)β肾上腺素受体激动剂:其作用为激动子宫平滑肌β受体,从而抑制宫缩。此类药物的不良反应为心跳加快、血压下降、血糖增高、血钾降低、恶心、出汗、头痛等。常用药物有利托君、沙丁胺醇等。

(2)硫酸镁:镁离子直接作用于肌细胞,使平滑肌松弛,抑制子宫收缩。一般采用25%硫酸镁20 mL加于5%葡萄糖液100~250 mL中,在30~60分钟内缓慢静脉滴注,然后用25%硫酸镁20~10 mL加于5%葡萄糖液100~250 mL中,以每小时1~2 g的速度缓慢静脉滴注,直至宫缩停止。

(3)钙通道阻滞剂:阻滞钙离子进入细胞而抑制宫缩。常用硝苯地平5~10 mg,舌下含服,每天3次。用药时必须密切注意孕妇及血压的变化,若合并使用硫酸镁时更应慎重。

(4)前列腺素合成酶抑制剂:前列腺素有刺激子宫收缩和软化宫颈的作用,其抑制剂则有减少前列腺素合成的作用,从而抑制宫缩,常用药物有吲哚美辛及阿司匹林等。但此类药物可抑制胎儿前列腺素的合成和释放,使胎儿体内前列腺素减少,而前列腺素有维持胎儿动脉导管开放的作用,缺乏时导管可能过早关闭而致胎儿血循环障碍。因此,临床已较少应用,必要时仅能短期(不超过1周)服用。

3.预防新生儿并发症的发生

在保胎过程中,应每天行胎心监护,教会患者自数胎动,有异常时及时采用应对措施。在分娩前按医嘱给孕妇糖皮质激素如地塞米松、倍他米松等,可促胎肺成熟，是避免发生新生儿呼吸窘迫综合征的有效步骤。

4.为分娩做准备

如早产已不可避免，应尽早决定合理分娩的方式，如臀位、横位，估计胎儿成熟度低，而产程又需较长时间者，可选用剖宫产术结束分娩；经阴道分娩者，应考虑使用产钳和会阴切开术以缩短产程，从而减少分娩过程中对胎头的压迫。同时，充分做好早产儿保暖和复苏的准备，临产后慎用镇静剂，避免发生新生儿呼吸抑制的情况；产程中应给孕妇吸氧；新生儿出生后，立即结扎脐带，防止过多母血进入胎儿循环，造成循环系统负荷过载。

5.为孕妇提供心理支持

安排时间与孕妇进行开放式的讨论，让患者了解早产的发生并非她的过错，有时甚至是无缘由的。也要避免为减轻孕妇的负疚感而给予过于乐观的保证。由于早产是出乎意料的，孕妇多没有精神和物质准备，对产程的孤独无助感尤为敏感，因此，丈夫、家人和护士在身旁提供支持较足月分娩更显重要，并能帮助孕妇重建自尊，以良好的心态承担早产儿母亲的角色。

(五)护理评价

(1)患者能积极配合医护措施。

(2)母婴顺利经历全过程。

第八节　自然流产

妊娠不足 28 周、胎儿体重不足 1 000 g 而终止者，称为流产。妊娠 12 周前终止者，称为早期流产，妊娠 12 周至不足 28 周终止者，称为晚期流产。流产分为自然流产和人工流产，自然流产占妊娠总数的 10%～15%，其中早期流产占 80%以上。

一、病因

自然流产病因包括胚胎因素、母体因素、免疫功能异常和环境因素。

(一)胚胎因素

染色体异常是早期流产最常见的原因。半数以上与胚胎染色体异常有关。

染色体异常包括数目异常和结构异常。除遗传因素外，感染、药物等因素也可引起胚胎染色体异常。若发生流产，多为空孕囊或已退化的胚胎。少数至妊娠足月可能娩出畸形儿，或有代谢及功能缺陷。

（二）母体因素

1.全身性疾病

孕妇患全身性疾病（如严重感染、高热等疾病）刺激子宫强烈收缩导致流产，引发胎儿缺氧（如严重贫血或心力衰竭）、胎儿死亡（如细菌毒素和某些病毒如巨细胞病毒、单纯疱疹病毒经胎盘进入胎儿血循环）或胎盘梗死（如孕妇患慢性肾炎或高血压）均可导致流产。

2.生殖器官异常

子宫畸形（如子宫发育不良、双子宫、子宫纵隔等），子宫肿瘤（如黏膜下肌瘤等），均可影响胚胎着床发育而导致流产。宫颈重度裂伤、宫颈内口松弛引发胎膜早破而发生晚期自然流产。

3.内分泌异常

黄体功能不足、甲状腺功能减退、严重糖尿病血糖未能控制等，均可导致流产。

4.强烈应激与不良习惯

妊娠期无论严重的躯体（如手术、直接撞击腹部、性交过频）或心理（过度紧张、焦虑、恐惧、忧伤等精神创伤）的不良刺激均可导致流产。孕妇过量吸烟、酗酒，过量饮咖啡、二醋吗啡（海洛因）等毒品，均有导致流产的报道。

5.免疫功能异常

胚胎及胎儿属于同种异体移植物。母体对胚胎及胎儿的免疫耐受是胎儿在母体内得以生存的基础。若孕妇于妊娠期间对胎儿免疫耐受降低可致流产。

6.环境因素

过多接触放射线和砷、铅、甲醛、苯、氯丁二烯、氧化乙烯等化学物质，都有可能引起流产。

二、病理

孕8周前的早期流产，胚胎多先死亡。随后发生底蜕膜出血并与胚胎绒毛分离、出血，已分离的胚胎组织作为异物有可能引起子宫收缩，妊娠物多能完全排出。因这时胎盘绒毛发育不成熟，与子宫蜕膜联系尚不牢固，胚胎绒毛易与底蜕膜分离，出血不多。早期流产时胚胎发育异常，一类是全胚发育异常，即生长结构障碍，包括无胚胎、结节状胚、圆柱状胚和发育阻滞胚；另一类是特殊发育缺陷，以神经管畸形、肢体发育缺陷等最常见。孕8～12周时胎盘绒毛发育茂盛，与底蜕膜联系较牢固，流产的妊娠物往往不易完整排出，部分妊娠物滞留在宫腔内，影响子宫收缩，导致出血量较多。孕12周以后的晚期流产，胎盘已完全形成，流产时先出现腹痛，然后排出胎儿、胎盘。胎儿在宫腔内死亡过久，被血块包围，形成血样胎块而引起出血不止。也可因血红蛋白长久被吸收而形成肉样胎块，或胎儿钙化后形成石胎。其他尚可见压缩胎儿、纸样胎儿、浸软胎儿、脐带异常等病理表现。

三、临床表现

临床表现主要为停经后阴道流血和腹痛。

（一）孕12周前的早期流产

开始时绒毛与蜕膜剥离，血窦开放，出现阴道流血，剥离的胚胎和血液刺激子宫收缩，排出胚胎或胎儿，产生阵发性下腹部疼痛。胚胎或胎儿及其附属物完全排出后，子宫收缩，血窦闭合，出血停止。

（二）孕12周后的晚期流产

晚期流产的临床过程与早产和足月产相似，胎儿娩出后胎盘娩出，出血不多。

由此可见，早期流产的临床全过程表现为先出现阴道流血，而后出现腹痛。晚期流产的临床全过程表现为先出现腹痛（阵发性子宫收缩），而后出现阴道流血。

四、临床类型

按自然流产发展的不同阶段，分为以下临床类型。

（一）先兆流产

先兆流产是指妊娠28周前先出现少量阴道流血，常为暗红色或血性白带，无妊娠物排出，随后出现阵发性下腹痛或腰背痛。妇科检查宫颈口未开，胎膜未破，子宫大小与停经周数相符。经休息及治疗后症状消失，可继续妊娠；若阴道流血量增多或下腹痛加剧，可发展为难免流产。

（二）难免流产

难免流产是指流产不可避免。在先兆流产基础上，阴道流血量增多，阵发性下腹痛加剧，或出现阴道流液（胎膜破裂）。产科检查宫颈口已扩张，有时可见胚胎组织或胎囊堵塞于宫颈口内，子宫大小与停经周数基本相符或略小。

（三）不全流产

不全流产是指难免流产继续发展，部分妊娠物排出宫腔，且部分残留于宫腔内或嵌顿于宫颈口处，或胎儿排出后胎盘滞留宫腔或嵌顿于宫颈口，影响子宫收缩，导致大量出血，甚至发生休克。产科检查见宫颈口已扩张，宫颈口有妊娠物堵塞及持续性血液流出，子宫小于停经周数。

（四）完全流产

完全流产是指妊娠物已全部排出，阴道流血逐渐停止，腹痛逐渐消失。产科检查宫颈口已关闭，子宫接近正常大小。

（五）其他特殊情况

流产有以下3种特殊情况。

1.稽留流产

稽留流产又称过期流产。指胚胎或胎儿已死亡滞留宫腔内未能及时自然排出者。典型表现为早孕反应消失，有先兆流产症状或无任何症状，子宫不再增大反而缩小。若已到中期妊娠，孕妇腹部不见增大，胎动消失。产科检查宫颈口未开，子宫较停经周数小，质地不软，未闻及胎心。

2.复发性流产

复发性流产是指连续自然流产3次及3次以上者。每次流产多发生于同一妊娠月份，其临床经过与一般流产相同。早期流产常见原因为胚胎染色体异常、免疫功能异常、黄体功能不足、甲状腺功能减退症等。晚期流产常见原因为子宫畸形或发育不良、宫颈内口松弛、子宫肌瘤等。宫颈内口松弛常发生于妊娠中期，胎儿长大，羊水增多，宫腔内压力增加，羊膜囊经宫颈内口突出，宫颈管逐渐缩短、扩张。患者常无自觉症状，一旦胎膜破裂，胎儿迅即娩出。

3.流产合并感染

在流产过程中，若阴道流血时间长，有组织残留于宫腔内或非法堕胎。有可能引起宫腔感染，常为厌氧菌及需氧菌混合感染，严重感染可扩展至盆腔、腹腔甚至全身，并发盆腔炎、腹膜炎、败血症及感染性休克。

五、处理

确诊流产后，应根据自然流产的不同类型进行相应处理。

（一）先兆流产

卧床休息，禁性生活，必要时给予对胎儿危害小的镇静剂。黄体功能不足者可肌内注射黄体酮注射液10～20 mg，每天或隔天一次，也可口服维生素 E 保胎治疗；甲状腺功能减退者可口服小剂量甲状腺片。经治疗 2 周，若阴道流血停止，B 型超声检查提示胚胎存活，可继续妊娠。若临床症状加重，B 型超声检查发现胚胎发育不良（β-HCG 持续不升或下降），表明流产不可避免，应终止妊娠。此外，应重视心理治疗，使其情绪安定，增强信心。

（二）难免流产

一旦确诊，应尽早使胚胎及胎盘组织完全排出。早期流产应及时行刮宫术，对妊娠物应仔细检查，并送病理检查。晚期流产时，子宫较大，出血较多，可用缩宫素 10～20 U 加入 5%葡萄糖注射液 500 mL 中静脉滴注，促进子宫收缩。当胎儿及胎盘排出后检查是否完全，必要时刮宫以清除宫腔内残留的妊娠物，并给予抗生素预防感染。

（三）不全流产

一经确诊，应尽快行刮宫术或钳刮术，清除宫腔内残留组织。阴道大量出血伴休克者，应同时输血、输液，并给予抗生素预防感染。

（四）完全流产

流产症状消失，B 型超声检查证实宫腔内无残留物，若无感染征象，不需特殊处理。

（五）稽留流产

处理较困难，胎盘组织机化，与子宫壁紧密粘连，致使刮宫困难。稽留时间过长可能发生凝血功能障碍，导致弥散性血管内凝血（DIC），造成严重出血。处理前应检查血常规、出凝血时间、血小板计数、血纤维蛋白原、凝血酶原时间、凝血块收缩试验及血浆鱼精蛋白副凝试验（3P 试验）等，并做好输血准备。子宫＜12孕周者，可行刮宫术，术中肌内注射缩宫素，手术应特别小心，避免子宫穿孔，一次不能刮净，于 5～7 天后再次刮宫。子宫＞12 孕周者，应静脉滴注缩宫素，促使胎儿、胎盘排出。若出现凝血功能障碍。应尽早使用肝素、纤维蛋白原及输新鲜血、新鲜冷冻血浆等，待凝血功能好转后，再行刮宫。

（六）复发性流产

染色体异常夫妇应于孕前进行遗传咨询。确定是否可以妊娠；女方通过产科检查、子宫输卵管造影及宫腔镜检查明确子宫有无畸形与病变，有无宫颈内口松弛等。宫颈内口松弛者应在妊娠前行宫颈内口修补术，或于孕 14～18 周行宫颈内口环扎术，术后定期随诊，提前住院，待分娩发动前拆除缝线。若环扎术后有流产征象，治疗失败，应及时拆除缝线，以免造成宫颈撕裂。当原因不明的习惯性流产妇女出现妊娠征兆时，应及时补充维生素 E、肌内注射黄体酮注射液 10～20 mg，每天 1 次，或肌内注射绒毛膜促性腺激素（HCG）3 000 U，隔天 1 次，用药至孕 12 周时即可停药。应安定患者情绪并嘱卧床休息、禁性生活。有学者对不明原因的复发流产患者行主动免疫治疗，将丈夫的淋巴细胞在女方前臂内侧或臀部作多点皮内注射，妊娠前注射 2～4 次，妊娠早期加强免疫 1～3 次，妊娠成功率达 86%以上。

（七）流产合并感染

治疗原则为在控制感染的同时尽快清除宫内残留物。若阴道流血不多，先选用广谱抗生素 2～3 天，待感染控制后再行刮宫。若阴道流血量多，静脉滴注抗生素及输血的同时，先用卵圆钳将宫腔内残留大块组织夹出，使出血减少，切不可用刮匙全面搔刮宫腔，以免造成感染扩散。术后应继续用广谱抗生素，待感染控制后再行彻底刮宫。若已合并感染性休克者，应积极进行抗休克治疗，病情稳定后再行彻底刮宫。若感染严重或有盆腔脓肿形成，应行手术引流，必要时切除子宫。

六、护理

（一）护理评估

1.病史

停经、阴道流血和腹痛是流产孕妇的主要症状。应详细询问患者停经史、早孕反应情绪；阴道流血的持续时间与阴道流血量；有无腹痛，腹痛的部位、性质及程度。此外，还应了解阴道有无水样排液，排液的色、量和有无臭味，以及有无妊娠产物排出等。对于既往病史，应全面了解孕妇在妊娠期间有无全身性疾病、生殖器官疾病、内分泌功能失调及有无接触有害物质等，以识别发生流产的诱因。

2.身心诊断

流产孕妇可因出血过多而出现休克，或因出血时间过长、宫腔内有残留组织而发生感染。因此，护士应全面评估孕妇的各项生命体征。判断流产类型，尤其须注意与贫血及感染相关的征象（表 6-2）。

表 6-2 各型流产的临床表现

类型	病史			妇科检查	
	出血量	下腹痛	组织排出	宫颈口	子宫大小
先兆流产	少	无或轻	无	闭	与妊娠周数相符
难免流产	中至多	加剧	无	扩张	相符或略小
不全流产	少至多	减轻	部分排出	扩张或有物堵塞或闭	小于妊娠周数
完全流产	少至无	无	全部排出	闭	正常或略大

流产孕妇的心理状况以焦虑和恐惧为特征。孕妇面对阴道流血往往会不知所措，甚至有过度严重化情绪，同时对胎儿健康的担忧也会直接影响孕妇的情绪反应，孕妇可能会表现伤心、郁闷、烦躁不安等。

3.诊断检查

(1)产科检查：在消毒条件下进行妇科检查，进一步了解宫颈口是否扩张、羊膜是否破裂、有无妊娠产物堵塞于宫颈口内；子宫大小与停经周数是否相符、有无压痛等，并应检查双侧附件有无肿块、增厚及压痛等。

(2)实验室检查：多采用放射免疫方法对绒毛膜促性腺激素(HCG)、胎盘生乳素(HPL)、雌激素和孕激素等进行定量测定，如测定的结果低于正常值，提示有流产可能。

(3)B型超声显像：超声显像可显示有无胎囊、胎动、胎心等，从而可诊断并鉴别流产及其类型，指导正确处理。

(二)可能的护理诊断

1.有感染的危险

感染与阴道出血时间过长、宫腔内有残留组织等因素有关。

2.焦虑

焦虑与担心胎儿健康等因素有关。

(三)预期目标

(1)出院时护理对象无感染征象。

(2)先兆流产孕妇能积极配合保胎措施，继续妊娠。

(四)护理措施

对于不同类型的流产孕妇，处理原则不同，其护理措施亦有差异。护理在全面评估孕妇身心状况的基础上，综合病史及诊断检查，明确基本处理原则，认真执行医嘱，积极配合医师为流产孕妇进行诊断，并为之提供相应的护理措施。

1.先兆流产孕妇的护理

先兆流产孕妇需卧床休息，禁止性生活，禁用肥皂水灌肠，以减少各种刺激。护士除了为其提供生活护理外，通常遵医嘱给孕妇适量镇静剂、孕激素等。随时评估孕妇的病情变化，如是否腹痛加重、阴道流血量增多等。此外，由于孕妇的情绪状态也会影响其保胎效果，因此护士还应注意观察孕妇的情绪反应，加强心理护理，从而稳定孕妇情绪，增强保胎信心。护士须向孕妇及家属讲明以上保胎措施的必要性，以取得孕妇及家属的理解和配合。

2.妊娠不能再继续者的护理

护士应积极采取措施，及时采取终止妊娠的措施，协助医师完成手术过程，使妊娠产物完全排出，同时开放静脉，做好输液、输血准备。并严密检测孕妇的体温、血压及脉搏。观察其面色、腹痛、阴道流血及与休克有关的征象。有凝血功能障碍者应予以纠正，然后再行引产或手术。

3.预防感染

护士应检测患者的体温、血象及阴道流血，以及分泌物的性质、颜色、气味等，并严格执行无菌操作规程，加强会阴部的护理。指导孕妇使用消毒会阴垫，保持会阴部清洁，维持良好的卫生习惯。当护士发现感染征象后应及时报告医师，并按医嘱进行抗感染处理。此外，护士还应嘱患者流产后1个月返院复查，确定无禁忌证后，方可开始性生活。

4.协助患者顺利渡过悲伤期

患者由于失去婴儿，往往会出现伤心、悲哀等情绪反应。护士应给予同情和理解，帮助患者及家属接受现实，顺利渡过悲伤期。此外，护士还应与孕妇及家属共同讨论此次流产的原因，并向他们讲解有关流产的相关知识，帮助他们为再次妊娠做好准备。有习惯性流产史的孕妇在下一次妊娠确诊后卧床休息，加强营养，禁止性生活。补充B族维生素、维生素E、维生素C等，治疗期必须超过以往发生流产的妊娠月份。病因明确者，应积极接受对因治疗。黄体功能不足者。按医嘱正确使用黄体酮治疗，以预防流产；子宫畸形者须在妊娠前先进行矫正手术。宫颈内口松弛者应在未妊娠前做宫颈内口松弛修补术。如已妊娠，则可在妊娠14～16周时行子宫内口缝扎术。

（五）护理评价

（1）护理对象体温正常，血红蛋白及白细胞数正常，无出血、感染征象。

（2）先兆流产孕妇配合保胎治疗，继续妊娠。

参考文献

[1] 张薇薇.基础护理技术与各科护理实践[M].开封:河南大学出版社,2021.

[2] 黄俊蕾,赵娜,李丽沙.新编实用临床与护理[M].青岛:中国海洋大学出版社,2019.

[3] 程娟.临床专科护理理论与实践[M].开封:河南大学出版社,2020.

[4] 陈荣珠,朱荣荣.妇产科手术护理常规[M].合肥:中国科学技术大学出版社,2020.

[5] 李勇,郑思琳.外科护理[M].北京:人民卫生出版社,2019.

[6] 张文燕,冯英,柳国芳,等.护理临床实践[M].青岛:中国海洋大学出版社,2019.

[7] 赵静.新编临床护理基础与操作[M].开封:河南大学出版社,2021.

[8] 王林霞.临床常见病的防治与护理[M].北京:中国纺织出版社,2020.

[9] 赵衍玲,梁敏,刘艳娜,等.临床护理常规与护理管理[M].哈尔滨:黑龙江科学技术出版社,2022.

[10] 吴小玲.临床护理基础及专科护理[M].长春:吉林科学技术出版社,2019.

[11] 刘爱杰,张芙蓉,景莉,等.实用常见疾病护理[M].青岛:中国海洋大学出版社,2021.

[12] 任潇勤.临床实用护理技术与常见病护理[M].昆明:云南科技出版社,2020.

[13] 王伟,梁津喜,杨明福.骨科临床诊断与护理[M].长春:吉林科学技术出版社,2020.

[14] 李秋华.实用专科护理常规[M].哈尔滨:黑龙江科学技术出版社,2020.

[15] 魏晓莉.医学护理技术与护理常规[M].长春:吉林科学技术出版社,2019.

[16] 初钰华,刘慧松,徐振彦.妇产科护理[M].济南:山东人民出版社,2021.

[17] 吴欣娟.临床护理常规[M].北京:中国医药科技出版社,2020.
[18] 王艳.常见病护理实践与操作常规[M].长春:吉林科学技术出版社,2020.
[19] 张蕾.实用护理技术与专科护理常规[M].北京:科学技术文献出版社,2019
[20] 刘峥.临床专科疾病护理要点[M].开封:河南大学出版社,2021.
[21] 王姗姗.实用内科疾病诊治与护理[M].青岛:中国海洋大学出版社,2019.
[22] 尹玉梅.实用临床常见疾病护理常规[M].青岛:中国海洋大学出版社,2020.
[23] 张然.临床医疗护理与管理[M].哈尔滨:黑龙江科学技术出版社,2019.
[24] 管清芬.基础护理与护理实践[M].长春:吉林科学技术出版社,2020.
[25] 张世叶.临床护理与护理管理[M].哈尔滨:黑龙江科学技术出版社,2020.
[26] 张书霞.临床护理常规与护理管理[M].天津:天津科学技术出版社,2020.
[27] 白彦红.实用临床护理规范[M].长春:吉林科学技术出版社,2019.
[28] 姜永杰.常见疾病临床护理[M].长春:吉林科学技术出版社,2019.
[29] 张俊英.精编临床常见疾病护理[M].青岛:中国海洋大学出版社,2021
[30] 于翠翠.实用护理学基础与各科护理实践[M].北京:中国纺织出版社,2022.
[31] 万霞.现代专科护理及护理实践[M].开封:河南大学出版社,2020.
[32] 于红,刘英,徐惠丽,等.临床护理技术与专科实践[M].成都:四川科学技术出版社,2021.
[33] 安旭姝,曲晓菊,郑秋华.实用护理理论与实践[M].北京:化学工业出版社,2022.
[34] 杨玉梅,余虹.基础护理[M].北京:北京出版社,2020.
[35] 顾宇丹.现代临床专科护理精要[M].开封:河南大学出版社,2022.
[36] 李娜,孔洁.综合护理干预在结石性胆囊炎手术中的影响[J].中华养生保健,2022,40(23):111-113.
[37]曹洪玲.预见性护理在骨科护理中的应用效果分析[J].继续医学教育,2020,34(10):110-112.
[38]孙晶宇.优质护理干预在妇产科护理中的应用效果[J].中国医药指南,2022,20(8):175-177.
[39] 董晓.子宫脱垂合并阴道壁膨出术后护理对策及其效果观察[J].中外女性健康研究,2022(16):151-152.
[40]单诗晨.护理干预在呼吸科护理重症患者中的应用效果[J].中国医药指南,2021,19(5):222-223.